DU FAIT

DE

L'INOCULATION.

MEMOIRE

SUR LE FAIT

DE

L'INOCULATION.

A PARIS,

De l'Imprimerie de BUTARD; rue Saint Jacques,
à la Vérité.

M. DCC. LXVIII.

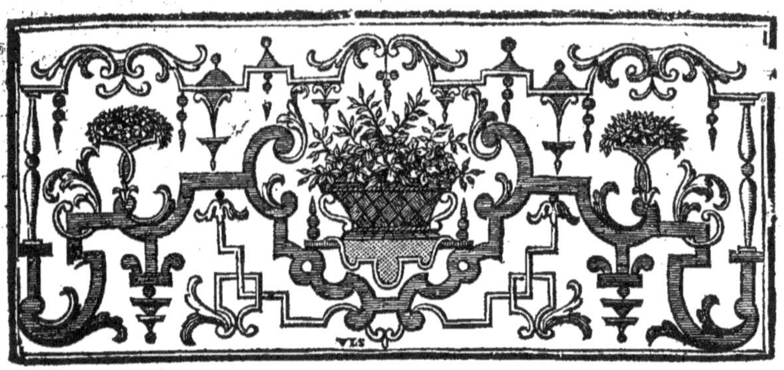

MEMOIRE
SUR LE FAIT
DE L'INOCULATION.

N peut envifager la pratique de l'Inocula-tion, ou dans fes effets Phyfiques, ou par rapport aux loix auxquelles la Médecine eft affujettie. L'inoculation confidérée dans fes effets Phyfiques, peut être regardée, ou en elle-même, ou par comparaifon avec le traitement de la petite vérole naturelle, tel qu'il s'eft pra-tiqüé parmi nous jufqu'à préfent.

La plûpart des Auteurs, qui ont écrit pour ou contre le fait de l'Inoculation, font convenus expreffément ou tacitement, que toute la queftion fe réduifoit à la compa-raifon de fes effets bons ou mauvais, avec ceux du traite-ment de la petite vérole naturelle : mais rien n'eft moins recevable qu'une telle opinion, fi l'on fait attention que l'un & l'autre fe pratiquent en des circonftances effentiel-lement différentes.

Lorfqu'on traite quelqu'un de la petite vérole naturelle, il eft actuellement malade, & dans le danger ; or, on fçait

A

que c'est une maxime dérivée du droit naturel, que, de deux maux préfens, (1) il faut choifir le moindre. Dans le cas dont il s'agit, le traitement le plus méthodique eft pénible à la nature, &, à cet égard, il peut paffer pour une efpéce de mal ; mais c'eft un mal moindre, que le danger actuel, auquel on s'expoferoit, en abandonnant la maladie à elle-même. Donc le traitement méthodique eft alors conforme au droit naturel.

Il n'en eft pas de même de l'Inoculation : le fujet que l'on y foumet, eft en parfaite fanté, & peut y demeurer longtemps ; rien ne l'oblige de fortir de fon état naturel, pour recourir à des remedes violens & dangereux. On prétexte des dangers poffibles, mais ils font incertains & éloignés : or la crainte d'un danger incertain & éloigné, ne difpenfa jamais de l'obfervation littérale de la loi naturelle ; je veux dire de la confervation proprement dite de la fanté actuelle.

La regle, pour toute perfonne qui jouit d'une parfaite fanté, eft de l'entretenir par l'ufage bien proportionné des fix chofes, qu'on a appellé *non-naturelles**, d'éviter avec foin tout ce qui peut produire dans notre corps une altération notable, & de s'attacher à détruire les caufes extérieures des maladies.

* *Voy.* la Note p. 23.

D'où il fuit qu'on ne peut tirer aucune induction de la comparaifon des effets de l'Inoculation, avec ceux du traitement de la petite vérole naturelle, puifque l'un & l'autre fe pratiquent dans des circonftances effentiellement différentes. On ne compare pas des chofes de différente nature ; ou, fi on le fait, on n'en peut rien conclure.

On doit juger du fait de l'Inoculation par fes effets propres.

Il eft donc évident, que, fi l'on veut examiner le fait de l'Inoculation, par rapport à fes effets Phyfiques, avantages, ou inconvéniens, c'eft en foi qu'il faut le confidérer, ou relativement à l'état actuel du fujet que l'on fe propofe d'Inoculer. Le futur Inoculé eft en parfaite fanté, il

____

(1) Les maux fimplement poffibles ne fuivent pas la même régle, furtout fi, pour les éviter, on fe propofe d'y facrifier l'ordre naturel & effentiel.

faut examiner si l'Inoculation produit quelqu'altération notable dans l'intégrité de ses fonctions. Il n'est exposé à aucun danger imminent ; il faut examiner si l'Inoculation est tellement sûre dans ses effets, que l'on puisse se promettre de parer à tous les dangers.

La question, envisagée sous ces deux points de vue, sera bientôt décidée. Car d'abord, il est clair comme le jour (& les Inoculateurs eux-mêmes en conviennent,) que l'Inoculation est l'implantation d'une maladie dans un corps sain, ce qui ne se peut faire sans une altération notable de ses fonctions, & par conséquent sans le dérangement de l'ordre naturel. En second lieu, il n'est pas moins certain que, jusqu'ici, on n'a encore trouvé aucun moyen d'Inoculer, qui fût absolument sans aucun danger. Que de gens languissans ou estropiés à la suite de l'Inoculation ! que d'accidens funestes au milieu de cette opération, sans parler de ceux des Inoculés qui y ont entiérement succombé ! niera-t'on des faits subsistans ?

Ce n'est pas, dira-ton, l'Inoculation, c'est l'Inoculateur, ou l'imprudence de l'Inoculé qui est cause de ces accidens funestes. Soit : mais il n'est pas d'Inoculateur si habile à qui ces accidens ne soient arrivés ; il n'est pas vrai d'ailleurs que tous ceux qui sont morts, ou qui ont été estropiés, ayent fait des imprudences. Un grand nombre des malheurs qui ont suivi l'Inoculation, ne sont arrivés, que parcequ'on n'a pû trouver jusqu'ici une méthode sûre de s'en préserver, & probablement on ne la trouvera jamais.

On ne peut donc excuser de témérité, tant les Inoculateurs, que ceux qui jouissant actuellement d'une bonne santé, se soumettent sans aucune nécessité, (1) à une opération qui demande tant de précau

Le fait de l'Inoculation consideré en lui-même.

___

(1) La nécessité est un cas de danger si pressant & si inévitable, qu'il ôte au malheureux qui s'y trouve exposé, la liberté de rester dans l'état où il se trouve, & l'oblige de recourir à un moyen, quoique douteux, de se sauver. Rien de tout cela ne se rencontre dans le cas où on place l'Inoculation.

A ij

tions pour ne pas devenir dangereufe, & qui, malgé rmê-
me toutes ces précautions, a fait & fera toujours un grand
nombre de victimes.

Effets propres de la pratique de l'Inoculation.

* Pag. 223.

On ne peut s'empêcher de remarquer, à ce fujet, avec
l'Auteur de l'Hiftoire de la petite vérole, que cette pratique finguliére * » rend les épidémies de petite vérole plus
» fréquentes, le nombre des morts plus confidérable, &
» multiplie par conféquent les dangers de cette maladie.

» Depuis que l'on Inocule, la petite vérole n'a jamais
» été fi commune, & on ne s'apperçoit point que c'eft l'I-
» noculation qui donne tous les jours naiffance à cette ma-
» ladie.... Avant que l'Inoculation fût établie en France,
» en Angleterre; il y avoit du relâche, des intervalles; la
» petite vérole quittoit quelquefois les Villes pour n'y ren-
» trer que plufieurs années après : mais depuis qu'on Inocu-
» le, elle n'a jamais été fi commune, on la réveille, on la fuf-
» cite, on la force enfin de refter parmi nous; on ne parle
» plus que de petite vérole.... »

Ibid. 216.

» Il ne s'agit pas d'éblouir les hommes, de fafciner les
» yeux par un appareil, par la déclamation. Qu'eft-ce qu'on
» va faire en Inoculant? on va vous donner la petite vérole,
» une maladie que vous n'avez pas, qu'il n'eft pas néceffaire
» que vous ayez, que vos ancêtres ne connoiffoient pas,
» qui va en faire naître d'autres; multiplier le nombre des
» morts & des épidémies; en voici la preuve.

Ibid. 217.

» Lorfqu'on demanda vivement au fameux Jurin pour-
» quoi la petite vérole avoit fait périr plus de monde en
» Angleterre, depuis l'établiffement de l'Inoculation, l'an
» 1723, que les années précédentes, il s'écria : fi tous avoient
» été Inoculés; on auroit fauvé un nombre prodigieux de
» fujets. Belle défaite ! peut-on Inoculer tout le monde?
» peut-on forcer un pere à donner une maladie à toute fa
» poftérité?

» Depuis l'établiffement de l'Inoculation en Angleterre,
» il eft mort à Londres, pendant l'efpace de 38 ans 22700
» malades de plus, de la petite vérole, qu'il n'en mouroit

Ibid. 218.

» auparavant dans le même efpace de temps....

» L'Inoculation fait renaître la petite vérole, toutes les
» fois qu'elle paroît éteinte ; en voici la preuve.

» Le Docteur Wagſtaff, Médecin Anglois, dans une
» lettre à M. Fréind, lui dit qu'un Inoculateur ayant inſeré
» du pus variolique à une perſonne ; cet Inoculé en infecta
» ſix autres du même logis ; que de ces ſix infectés, il én
» mourut un, & qu'il n'avoit pas cru que la petite vérole
» artificielle pût communiquer la naturelle.... Ibid. p. 219.

» M. Frewen, Chirurgien & Apoticaire à Rye en Suſſex,
» ayant établi au bord d'un grand chemin, un Hôpital d'Ino-
» culation, les voyageurs ne voulurent pas y paſſer, & ſe
» frayerent une route à travers les terres des voiſins ; on
» regardoit ſa boutique comme un magaſin de poiſons & de
» petites véroles ; les propriétaires des terres voiſines lui
» firent un Procès, & l'obligérent de transférer ailleurs ſon
» Hôpital & ſa Boutique. Voyez tableau de la petite vé-
» role par Cantwel, page 220.

» Tout le monde convient que ces cruelles épidémies
» qui ont ravagé Boſton, Hartford, Londres, Cork en Ir-
» lande, &c. l'année que feu Monſeigneur le Dauphin eut
» la petite vérole, furent une ſuite de cette opération. Ib.
» page 221 & ſuivantes.

» Si on n'arrête l'Inoculation, on verra tous les jours
» cette cruelle maladie (& on ne le voit que trop, par-tout
» où on Inocule) infecter, & ravager, ſans interruption,
» les villes & les campagnes. Ibid. p. 220.

A conſidérer donc l'Inoculation en elle-même, il eſt
évident qu'elle n'eſt pas recevable, en tant qu'elle dérange
ſans aucune néceſſité, les fonctions de l'homme qui jouit
de la plus parfaite ſanté, & qu'elle l'expoſe à quantité d'accidens fâcheux, dont la mort eſt ſouvent la ſuite & la fin,
entant qu'elle porte la contagion dans les Royaumes, en
ſuſcitant des épidémies meurtriéres, & qu'elle perpétue
la maladie pour les ſiécles à venir.

Mais quand on voudroit conſidérer l'Inoculation, par
comparaiſon avec le traitement de la petite vérole naturelle, on n'y gagneroit pas davantage ; c'eſt cè qu'on

Le fait de l'Ino-
culation conſideré
par comparaiſon
avec le traitement de la petite vérole naturelle.

voit par l'examen que le même Auteur, que nous venons de citer, a pris la peine d'en faire.

» Suppofons, dit-il, pour un moment, que cette prati-
» que ait lieu dans Paris, & qu'il y ait un Hôpital d'Inocu-
» lation. D'abord on choifit l'élite de la jeuneffe, les meil-
» leurs Sujets d'un Etat, parce que tous ne font pas propres
» à être inoculés. On choifit les plus fains, on abandonne
» les infirmes. Sur trois cens mille enfans qu'il y a environ
» dans Paris, on peut hardiment fuppofer qu'il y en a la
» moitié, c'eft-à-dire, cent cinquante mille, pâles, infirmes,
» ou rachitiques, ou mal fains; de façon qu'on ne livre alors
» que la moitié, qui eft faine, à l'Inoculation. On va donc
» rifquer l'élite de tous les Sujets d'une Ville; on va leur
» donner une maladie fûre, infaillible, à la place d'une dou-
Ibid. p. 223 & 224.
» teufe, incertaine, qu'on voit venir de loin, qu'on peut
» éviter.

» Les Inoculateurs font forcés de convenir que, fans
» prendre beaucoup de précautions, même fans en prendre
» aucune, dans le climat de Paris, il y a parmi les hommes
» un tiers qui n'a jamais la petite vérole naturelle; ici ce
» tiers de la fomme choifie, qui eût été fain, c'eft-à-dire
» cinquante mille font livrés aux dangers de l'artificielle;
» ici cinquante mille Sujets troquent donc leur fanté pour
Ibid. p. 224.
» un mal, ou du moins pour une mutilation....

» Le Docteur Jurin avouoit que, dans les premiers temps
» que l'on inoculoit en Angleterre, il en mouroit deux ou
» trois fur cent. Dans un autre temps, il a dit qu'il en mou-
» roit un fur cinquante. Suivant la réponfe de M. Monro,
» Médecin d'Edimbourg, qui a été confulté par les Com-
» miffaires de la Faculté de Paris; & fur les obfervations
» réunies de tous les Inoculateurs d'Ecoffe, il en meurt un
» fur foixante & dix-huit. Les Inoculateurs François n'ont
Ibid. p. 225.
» pas été, à beaucoup près, auffi heureux que ceux d'An-
» gleterre.

» D'après le calcul du Docteur Sceuchzer, dans les huit
» premieres années que l'Inoculation fut en ufage en An-
» gleterre, il mouroit une perfonne fur cinquante inoculés.

» M. Monro fait obferver encore que le grand nombre de
» ceux qui ont été inoculés inutilement, c'eft-à-dire, qui
» n'ont pas pris la petite vérole par l'Inoculation, n'a pas
» été exempt pour cela de la petite vérole naturelle, ni
» de l'artificielle, quand on les a inoculés une feconde ou
» une troifieme fois. Ainfi l'Opérateur qui vous a inoculé
» inutilement, ne peut pas vous garantir d'une petite vérole
» naturelle : premiere inutilité de l'Inoculation. Si un tiers
» des hommes, dans ces climats, échappe à la petite vérole
» naturelle, fans même prendre aucune précaution, c'eft
» donc en vain que ce tiers fera inoculé : feconde inutilité
» de l'Inoculation.

Ibid. p. 225 & 226.

» Voyons combien il en reftera de fains après l'Inocu-
» lation bien adminiftrée parmi nous. L'Inoculateur à qui
» on vient de livrer ces trois cens mille enfans de Paris,
» en laiffe d'abord la moitié, comme impropre à recevoir
» la petite vérole artificielle ; refte cent cinquante mille fur
» lefquels il va s'exercer : il en meurt un fur cinquante ;
» voilà déja trois mille victimes de l'Inoculation ; refte cent
» quarante-fept mille Citoyens.

» Ainfi après un heureux choix des meilleurs Sujets,
» après tous les frais d'un Hôpital ; l'Inoculation dûement
» adminiftrée, ne peut fauver à l'Etat, de toute la fomme
» fufdite, c'eft-à-dire de trois cens mille enfans, que cent
» quarante-fept mille Citoyens, dont une partie court rif-
» que de la récidive, une autre a été inoculée inutilement,
» & quelques-uns reftent long-temps pâles, défaits & ma-
» lades. Voilà, dans toute la latitude poffible, tout le bien
» qui réfulte de l'Inoculation.

» On doit fuppofer encore, pour compléter l'avantage
» de cette méthode, que tout le venin variolique refte en-
» fermé dans un Hôpital, fans quoi ce feroit entretenir
» une épidémie éternelle, & expofer les autres enfans qu'on
» a laiffés, à la contagion.

Ibid. p. 227.

» On voit par-là que l'Inoculateur ne peut promettre à
» l'Etat, fur les trois cens mille enfans, que cent quarante-
» fept mille ; il entretient les épidémies, & expofe tous

» les infirmes , qu'il a abandonnés , à la petite vérole na-
» turelle. Laiffons agir à préfent la petite vérole naturelle.

» D'abord il faut retrancher des trois cens mille enfans ,
» le tiers de la fomme qui échappe naturellement, dans le
» climat de Paris , à la petite vérole, c'eft-à-dire , qui n'en
» eft jamais atteint ; voilà déja cent mille enfans fauvés de
» la petite vérole naturelle. Enfuite mettons tout au pire ,
» & difons avec les Inoculateurs, que la petite vérole na-
» turelle fera périr le dixieme : le dixieme de deux cens
» mille , c'eft vingt mille ; ainfi il refte cent quatre-vingt
» mille , qui , joints aux cent mille qui n'ont jamais la petite
» vérole , font deux cens quatre-vingt mille que la petite
» vérole naturelle laiffe en vie à l'Etat , tandis que l'artifi-
» cielle ne peut lui promettre , de toute la fomme fufdite ,
Ibid. p. 228. » que cent quarante-fept mille.

» Comment ! va-t-on s'écrier, ce n'eft pas poffible ; c'eft
» un raifonnement captieux ; c'eft un fophifme. Non , rien
» n'eft plus vrai. Mais , dira-t-on encore , il eft clair comme
» le jour que fur cinquante inoculés , il n'en meurt qu'un ,
» tandis que fur cinquante attaqués de la petite vérole na-
» turelle , il en meurt cinq. Oui, de ceux qui en font atta-
» qués ; mais tous ne le font pas , puifqu'il y en a un tiers
» qui lui échappe : alors la petite vérole naturelle ne peut
» s'exercer que fur deux tiers ; & fi à cet avantage vous
» joignez celui des intervalles libres, des interruptions d'épi-
» démies , des défauts d'occafion de s'y expofer, des petites
» véroles naturelles bénignes , alors vous trouverez la raifon
» pourquoi la petite vérole naturelle eft encore moins défa-
» vantageufe pour une Ville , que l'établiffement de l'Inocu-
» lation ; parce que les avantages réunis qui réfultent des in-
» tervalles libres , du bonheur qu'ont la plûpart de n'en être
» pas attaqués du tout , & de celui qu'ont les autres d'en avoir
» une bénigne , douce , fans danger , compenfent les maux
» que la petite vérole naturelle peut faire d'ailleurs , au lieu
» que l'Inoculation n'a que de petits avantages & de grands
» inconvéniens. Elle attaque tous les hommes dans tous
» les temps , fans relâche , fans diftinction , fans intervalle ;
» elle

» elle ne donne jamais le temps de fe reconnoître ; elle
» porte par-tout la petite vérole. * « * Pag. 229.

Ainſi cette pratique, comparée avec le traitement de la
petite vérole naturelle, lui eſt de beaucoup inférieure pour
les avantages que l'Etat peut tirer de l'une & de l'autre.

On pourroit même dire que les avantages, que l'on attribue à l'Inoculation, ne lui appartiennent point, & qu'elle
n'a de propre que les maux ſans nombre qu'elle traîne avec
ſoi & après ſoi.

Effectivement l'on convient aſſez que ceux qui périſſent
dans le traitement de la petite vérole naturelle, ſont preſque tous des mauvais ſujets, & d'autres en petit nombre,
qui ne meurent que par des imprudences.

Lors donc que les Inoculateurs prélevent tous les bons
Sujets, en rejettant les mauvais, ils s'attribuent vainement
la gloire de ſauver ceux que le traitement ordinaire auroit
tous tirés, tandis qu'ils ne peuvent empêcher que leur
opération ne tue pluſieurs des bons Sujets qu'ils avoient
choiſis, & n'en eſtropie ou maléficie un plus grand nombre, dont quelques-uns ſe feroient ſauvés par le traitement
de la petite vérole naturelle.

D'où il ſuit que, de quelque maniere que l'on enviſage
les effets phyſiques de l'Inoculation, ou en eux-mêmes,
ou par comparaiſon avec ceux du traitement de la petite
vérole naturelle, on ne peut trouver aucun motif raiſonnable de *permettre* cette pratique, ou même de la *tolérer*.

Quiconque, dans l'examen de la queſtion préſente, n'auroit aucun engagement particulier à remplir, pourroit peut-
être ſe contenter de la diſcuſſion des ſeuls avantages ou
inconvéniens phyſiques ; mais la Faculté de Médecine
étant chargée de » *donner un avis précis ſur le fait de*
» *l'Inoculation, avantages ou inconvéniens d'icelle ; s'il*
» *convient la permetre, la défendre, ou la tolérer,* peut-
elle ſe borner à l'examen des avantages ou inconvéniens ;
après ces termes de l'Arrêt, PERMETTRE, DÉFENDRE, OU
TOLÉRER, néceſſairement relatifs au fait de l'Inoculation
priſ en lui-même, avant toute conſidération d'avantages, ou

B

d'inconvéniens ? (1) Et s'ils lui font néceffairement rélatifs, où chercher, où trouver ailleurs, que dans l'examen du Droit, ce qu'il y a lieu d'en penfer ? C'eft auffi ce que je me fuis propofé dans ce Mémoire, où il s'agit uniquement

DU FAIT DE L'INOCULATION
Par rapport aux Loix Naturelles & Médicales.

Ce n'eft pas par le principe de la plus grande utilité phyfique que l'on doit juger l'Inoculation.

Il y a actuellement cinq ans que le fait de l'Inoculation, au fujet duquel le Parlement a cru devoir demander à la Faculté de Médecine de Paris un avis précis, femble en avoir partagé les Membres, en deux fentimens oppofés fur les avantages & les inconvéniens de la pratique dont il s'agit. Les uns fe fondent fur des calculs, felon lefquels il paroîtroit que l'humanité gagneroit beaucoup à l'introduction de l'Inoculation. Les autres foutiennent que ces calculs ont plus d'apparence que de réalité, & qu'ils font, pour la plûpart, ou faux, ou défectueux (2). On paroît

---

(1) Les avantages ou inconvéniens font des confidérations ; mais ce ne font que des confidérations fecondaires, & feules incapables de déterminer.

(2) Voici une partie des défauts que l'on peut réprocher à prefque tous les calculs des Inoculateurs.

1°. Tout le monde convient que la différence des climats peut apporter une grande différence au fuccès de cette opération : auffi voyons-nous une différence prodigieufe dans la proportion des calculs, felon les pays où ils ont été faits, fuppofé qu'ils foient bien exacts : car plufieurs ont été taxés & même convaincus de faux, en plufieurs points. Les uns établiffent la proportion d'un mort fur mille inoculés, les autres d'un fur 300, d'autres d'un fur 78, d'autres enfin d'un fur 50. Une auffi grande différence entre les calculs des pays étrangers, prouve qu'on ne peut rien inférer de certain pour la France, & en particulier pour Paris : cependant, quoique perfonne n'ait encore produit aucun rélevé exact des Inoculations pratiquées en France,

& nommément à Paris, relévé abfolument néceffaire pour juger des avantages ou inconvéniens de la pratique en queftion dans ce pays ; chacun néanmoins s'empreffe de conclure pour ou contre le fait de l'Inoculation, pris féparément du droit.

2°. Un autre défaut que je trouve dans les calculs que nous ont donnés les Inoculateurs, c'eft qu'ils ne font prefque mention que de ceux qui font morts dans un certain temps donné, dans lequel ils renferment la durée du traitement de cette maladie artificielle, comme fi la mort étoit le feul inconvenient qu'on y eut à craindre, & que les différens accidents qui font furvenus à nombre d'Inoculés, pendant le temps de cette opération, où à la fuite, & qui leur ont rendu la vie difgracieufe en plufieurs manieres, ne duffent être comptés pour rien.

3°. On ne parle point de ce qui s'eft paffé depuis la terminaifon du temps affigné à l'Inoculation jufqu'à celui où l'on écrit ; comme fi l'on pouvoit juger

néanmoins convenir des deux côtés, que c'eſt par le principe de la plus grande utilité, que l'on doit juger de cette
pratique.

du ſuccès d'une opération qui conſiſte à infecter la maſſe du ſang, d'un virus ou levain contagieux, par ce qui s'eſt paſſé pendant quelques ſemaines.

4°. Il me ſemble qu'il y a beaucoup d'injuſtice dans la proportion que l'on établit entre ceux qui meurent dans le traitement de la petite vérole naturelle, & ceux qui ſurvivent à cette maladie dans le traitement de l'Inoculation.

On confond communément le nombre de ceux qui meurent (par un vice perſonnel, ou par la complication de quelque maladie épidémique) avec le nombre de ceux que l'on ſuppoſe mourir de la petite vérole naturelle ſimple ; mais peut-être n'en meurt-il pas un ſur cent de cette maladie ſeule, peut-être point du tout.

Voilà ſurquoi triomphent les Inoculateurs, en prétendant que c'eſt en quoi conſiſte la perfection de leur opération, de ne point expoſer à la maladie les perſonnes maléficiées, & de donner toujours aux perſonnes ſaines une petite vérole ſimple. Mais c'eſt en vain qu'ils ſe glorifient de ne point expoſer ceux qu'ils abandonnent. Quant à ceux qui ſe portent bien, les Inoculateurs ne peuvent ſe promettre de leur donner toujours une petite vérole ſimple, puiſque, comme on le leur a fort bien prouvé, ils ne peuvent empêcher qu'il ne ſurvienne une épidémie dans le traitement de l'Inoculation.

D'ailleurs à qui perſuadera-t-on, que des enfans une fois Inoculés dans le tems le plus favorable, ſeront déſormais entierement à couvert des dangers d'une épidémie maligne de petite vérole qui ſurviendra ?

L'épidémie eſt une attaque générale ou populaire de quelque maladie que ce ſoit, qui dépend d'une cauſe commune & accidentelle, comme de l'infection de l'air & de l'altération des alimens.

Une épidémie ſoit de petite vérole, ſoit de toute autre maladie, peut être bénigne ou maligne. Dans le cas de bénignité, il n'eſt pas douteux que l'épidémie n'attaquera en forme que ceux dont le ſang ſera diſpoſé à recevoir la maladie. Ainſi on pourra eſpérer qu'une perſonne qui a déja reçu la petite vérole par Inoculation, ne la reprendra pas, s'il ſurvient une épidémie bénigne de petite vérole.

Mais s'il regne dans l'air une conſtitution maligne, ou que l'altération des alimens ſe joigne à l'accident de la petite vérole, quoique bénigne en ſoi ; penſe-t-on que l'infection de l'air ou l'altéra-des alimens, ne mette en danger que ceux qui pour lors ſeront attaqués de la petite vérole ?

Cette cauſe commune qui rend les petites véroles malignes, & en fait le danger, n'influera-t-elle pas auſſi ſur ceux qui, dans le même tems, ſeront attaqués d'autres maladies, comme de maux de gorge, d'éryſipeles, de fluxions de poitrine, de dyſenteries, de fiévres ? &c. Et comme les Inoculés ne ſont pas plus à couvert que d'autres de ces dernieres maladies, on ne peut pas dire abſolument & généralement, que l'Inoculation préſerve des dangers d'une épidémie maligne de petite vérole, ou autre.

Ce que je dis ici de l'impreſſion que fait ſouvent la malignité des épidémies ſur toutes les maladies courantes, n'eſt pas fondé ſur le ſeul raiſonnement : on le voit vérifié par des monuments publics, qui certifient que l'augmentation du nombre des morts de la petite vérole emporte preſque toujours avec ſoi, dans la même ville, l'augmentation du nombre des morts des autres maladies.

Cette obſervation a été faite, tant ſur chaque année en particulier, que ſur pluſieurs priſes enſemble.

Il faut avouer que , fi le droit de l'Inoculation étoit auffi inconteftable que celui du traitement de la petite vérole naturelle , toute la queftion préfente fe réduiroit à fçavoir qui , des deux traitemens , l'emporte par les plus grands avantages & les moindres inconvéniens phyfiques.

Et d'abord, que l'on confulte les tables mortuaires de M. Jurin, Secrétaire de la Société Royale de Londres , dans lefquelles il rapporte, en détail, par chaque année , pendant l'efpace de quarante-deux ans, le nombre total des morts de cette Ville, & le nombre des perfonnes qui y font mortes de la petite vérole dans le cours de la même année : on y remarquera que le nombre des perfonnes, mortes des autres maladies, augmenté prefque toujours en la même proportion que les morts de la petite vérole ; par exemple, en l'année 1667, le nombre des morts de la petite vérole ayant été de 1196 , le nombre total des morts fut de 15842 ; l'année fuivante 1668, où il mourut 1987 perfonnes de la petite vérole, c'eft-à-dire 791 perfonnes de plus que l'année précédente, le nombre total des morts n'auroit dû être, à peu-près, que 15842 réuni à 791, qui fût l'augmentation des morts de la petite vérole de cette année ; le nombre total des morts de cette année auroit donc été de 16633 ; au lieu de ce nombre, on trouve pour le total des morts de l'année 1668, 17278 ; c'eft 1436 plus que l'année précédente.

En l'année 1674, où il y a eu 2507 perfonnes mortes de la petite vérole, nous voyons pareillement le nombre des perfonnes mortes des autres maladies augmenter proportionnellement, puifque le nombre total des morts de la même année eft 21201.

Secondement, fi l'on réunit plufieurs années enfemble, les réfultats préfenteront, à peu-près, la même proportion d'augmentation ; depuis l'année 1667, jufqu'à l'année 1686, ce qui fait vingt ans, le nombre total des morts à Londres a été 398200 , & le nombre des morts de la petite vérole , pendant le même temps, a été 28459. Maintenant fi l'on jette les yeux fur les 22 années qui fe font écoulées depuis 1701, jufqu'en 1722, & pendant lefquelles il eft mort 36620 perfonnes de la petite vérole, ce qui fait une augmentation de 8161 morts, plus que pendant les vingt années précédentes : on verra auffi que pendant les 22 années dernieres , le total des morts a été de 505598 ; c'eft 107398 plus que les vingt années précédentes. (Recueil de pièces, pag. 53.) Monfieur de Haën (dans fa réfutation de l'Inoculation, pp. 136 & 138) ayant confulté les liftes mortuaires Angloifes des vingt-deux années qui ont fuivi le regne de l'Inoculation , trouva qu'il étoit mort de la petite vérole 7445 perfonnes de plus, que dans les vingt-deux années qui avoient précédé l'Inoculation ; mais il trouva auffi que le nombre général des morts avoit été plus grand pendant les vingt-deux années où l'Inoculation avoit regné. Ce qui prouve d'une maniere inconteftable , que la contagion des épidémies influe communément fur toutes les maladies courantes , & non fur une feule maladie comme la petite vérole.

C'eft donc une illufion des Inoculateurs de nous faire envifager, comme un des grands avantages de l'Inoculation, la préfervation des dangers des épidémies malignes de petite vérole , puifque ce qui fait le danger de cette maladie, eft une caufe commune qui fe répand très-fouvent fur les autres maladies courantes, & fait périr plufieurs, tant de ceux qui ont été Inoculés, que de ceux qui ne l'ont pas été.

Mais il n'en eſt pas ainſi ; car le traitement de la petite vérole ſpontanée eſt évidemment de droit naturel, au lieu que l'entrepriſe d'inſérer une maladie artificielle dans un corps ſain, eſt une opération tout-à-fait contre nature ; puiſque la ſanté étant l'état naturel de l'homme, rien ne ſemble plus directement oppoſé à cet état que la maladie, ſur-tout quand elle eſt volontaire, & procurée ſans néceſſité.

On ne voit pas non plus, comment la pratique de l'Inoculation, s'accorde avec cette Loi fondamentale de la Médecine qui regarde la conſervation de la ſanté actuelle, & qui eſt la baſe de l'*Hygiene*.

Il eſt vrai que l'utile eſt la fin de toute Loi, tant naturelle que poſitive, divine & humaine ; mais il ne s'enſuit pas que l'on aie droit de s'autoriſer du prétexte de l'utile, pour ſe diſpenſer de ſon obſervation littérale : ſi l'utile eſt la fin de la Loi, celle-ci eſt par conſéquent la déclaration ou le prononcé authentique de ce qui eſt vraiment utile à ceux pour qui la Loi eſt portée, & à qui il ne reſte que d'obéir.

Cette ſoumiſſion eſt d'autant plus raiſonnable, qu'y ayant des utilités de différens genres, & ſubordonnées les unes aux autres, la Loi que l'on voudroit enfraindre, dans un cas particulier, ſous prétexte de quelque utilité, pourroit s'être propoſé une utilité d'un ordre ſupérieur, laquelle échappe ſouvent à la vue bornée des particuliers, obligés à une obéiſſance ſimple & littérale, ſans ſe rendre Juges de la Loi.

Perſonne n'ignore le cas que l'on fait, dans les Tribunaux, des excuſes d'un homme ſurpris dans l'infraction d'une Loi authentique. C'eſt envain qu'il allégueroit, pour prétexte de ſa déſobéiſſance, l'occaſion favorable de procurer, à ſoi ou à ſa famille, des avantages de fortune, de commodité, ou même de ſanté, quoique compatibles avec le bien, tant de l'Etat que des particuliers.

On n'écoute pas d'avantage ce qu'il pourroit dire de la prétendue néceſſité de mettre ſa vie en plus grande ſûreté ; mais toute l'inſtruction du procès ſe réduit à examiner ;

s'il y a une Loi précife qui ordonne telle chofe, ou défende telle autre ; fi l'action de l'accufé eft conforme à la Loi ; enfin s'il s'eft trouvé dans un de ces cas de néceffité qui, de l'aveu de tout le monde, contraint la Loi & en difpenfe.

L'inftruction du procès faite, fi l'homme eft convaincu d'avoir contrevenu à la Loi fans néceffité, il eft foumis à la punition, malgré tous fes prétextes & fes raifonnemens.

Cette maniere de procéder eft auffi fenfée qu'expéditive, & il me femble que la Faculté de Médecine, ne peut rien faire de mieux que de la prendre pour modèle dans l'affaire de l'Inoculation, en examinant cette pratique fur la loi naturelle, & fur les loix conftitutives de notre profeffion.

Quant à la loi naturelle, comme elle fuppofe une connoiffance de la nature & de fon gouvernement, il paroît néceffaire de donner, avant tout, une idée nette de l'une & de l'autre.

Je ne parle point ici de la nature, felon le fens dans lequel les Médecins ont coutume de la prendre, lorfqu'ils difent : que c'eft l'affemblage des conditions Phyfiques, requifes pour que les mouvemens de notre corps fe faffent avec facilité, fermeté & conftance. Cette maniere de confidérer la nature a fes avantages, & elle peut fuffire, quand il s'agit d'une pratique médicale, dont le droit eft reconnu de tout le monde ; mais elle devient abfolument infuffifante dans l'examen d'un droit contefté : c'eft alors qu'il faut avoir recours à la nature, comme fource des loix naturelles, qu'elle manifefte à l'homme, en tant qu'il eft capable de les connoître & obligé de s'y foumettre.

La nature prife en ce dernier fens, peut-être confidérée ou en elle-même, ou dans le terme de fes opérations. En elle-même, ce n'eft autre chofe que l'Etre infiniment parfait, premier principe de tous les êtres créés, qui leur donne la vie, le mouvement & la loi. Dans le terme de fes opérations, rélativement à l'homme, *c'eft le bon état tant des organes du corps que des facultés de l'ame, & leur tendance invariable à un but commun*, en quoi confifte

l´eur deſtination. L'homme ne vit, dit un Auteur * fort   * M. de Wolf.
connu, qu'autant qu'il eſt attentif à faire toutes ſes actions
libres, par la même raiſon, que l'Auteur de la nature à eüe
en vue dans la détermination des actions naturelles.

C'eſt proprement dans le rapport de la nature comme
maîtreſſe, à l'homme comme ſujet, que conſiſte le gouvernement dont il s'agit, & dans lequel on remarque trois
points principaux, rélatifs à la matiere préſente; ſçavoir (1),
1°. le droit immédiat de l'Auteur de la nature ſur la vie &
la ſanté de l'homme. 2°. La fin générale pour laquelle il lui
a donné l'une & l'autre, 3°. la deſtination particuliere des
biens & des maux dans l'ordre de la conſtitution du corps.

Et d'abord ce même homme, à qui toutes les choſes   Droit immé-
diat de l'auteur de
la nature ſur la vie
de l'homme.
viſibles paroiſſent ſe rapporter, dépend tellement de l'Au-
teur de la nature, en ce qui regarde ſa vie, que nul
n'a jamais eû, & ne peut avoir ſur ſoi, ni ſur aucun
autre, le pouvoir naturel & indépendant d'en diſpoſer à ſa

---

(1) Tout ce que je dis ici, juſqu'à la p. 21, tend à prouver cette vérité ſi ſimple; qu'il n'eſt pas plus permis de déranger l'ordre du gouvernement de la nature, ſans néceſſité, que de changer celui d'un gouvernement humain quelconque.

Si les perſonnes, pour qui j'écris, étoient ſans préjugés, je n'aurois pas beſoin d'inſiſter ſur l'éclairciſſement d'une vérité qui porte ſa preuve avec ſoi; mais l'on voudra bien faire attention que ceux que j'ai en vue, ſont dans l'uſage de ſoutenir comme un principe inconteſtable : *qu'il eſt dans l'ordre de la droite raiſon de ſe garantir d'un mal, quoiqu'incertain & éloigné, par une maladie artificielle; que la voix de la nature eſt, ſur ce point, d'une bien plus grande force que tout ce que l'on pourroit dire* * .... & *qu'agir autrement, c'eſt ſe mettre dans le cas d'avoir beſoin d'un bienfait ſpécial de la Providence : ce qui eſt évidemment* TENTER DIEU. *

On voit aſſez, par ce ſeul trait, combien il ſeroit inutile, vis-à-vis de ces perſonnes, de réclamer en général les droits de la nature qu'elles prétendent leur être favorable.

C'eſt pourquoi je n'ai pu me diſpenſer de deſcendre dans le détail, & d'expliquer en particulier, quels ſont les droits de la nature ſur la vie & la ſanté des hommes; quelle eſt la fin qu'elle s'eſt propoſée, en lui donnant l'une & l'autre; & de plus, quelle eſt la deſtination particuliere des biens & des maux de l'ordre phyſique.

J'ai bien ſenti que l'on ne m'en croiroit pas à ma parole : c'eſt pourquoi j'ai tâché d'en donner les preuves; &, dans l'examen du troiſieme Point, je me ſuis ſervi de l'exemple de la Diſcipline Militaire, dont le Droit n'eſt conteſté de perſonne, pour en faire l'application au gouvernement de la nature; afin que, de la comparaiſon de deux choſes toutes ſemblables, quoique très-inégales, il en réſultât une démonſtration complette de la vérité qu'il ſemble que l'on ait pris à tâche de ſe diſſimuler, & que pluſieurs ſe ſont efforcés d'obſcurcir par différens nuages.

    * Premier Rap-
port, p. 5.

    * Ibid. p. 97.

volonté, par des vues d'utilité plus ou moins grande. Si les Princes ont quelque pouvoir sur la vie des hommes qui leur sont soumis, ce n'est que comme ministres ou exécuteurs de la loi suprême, qui ordonne la punition des coupables ; ce qui a fait dire à un célébre Auteur ces paroles remarquables : *c'est à Dieu seul que le pouvoir sur la vie des hommes appartient. C'est lui qui a établi des Loix pour ôter la vie aux criminels. Les Princes ne sont que ses executeurs, comme simples dépositaires d'un pouvoir, dont ils ne peuvent user que selon les regles de la Justice.*

L'homme n'a pas plus de droit sur sa santé que sur sa vie, parce que l'une & l'autre est assujettie aux mêmes loix.

Ce qui est constant de la vie de l'homme, ne l'est pas moins de sa santé, pour deux raisons ; la premiere, que la santé n'étant pas un bien réellement différent de la vie, dont elle n'est que l'intégrité & la perfection, elle doit reconnoître pour sa conservation le même droit & la même loi que celle dont elle fait partie. La seconde, que quand même on voudroit contester sur l'identité Physique, on ne pourroit nier que la santé de l'homme aussi-bien que sa vie, ne fût l'ordre établi par l'auteur de la nature dans un être qui dépend immédiatement de lui, ordre que l'on ne peut déranger sans son aveu, ou sans quelque nécessité évidente.

Ces principes, touchant le droit immédiat de l'Auteur de la nature, sur la vie & la santé des hommes, ne préjudicient en rien au droit qu'ont les particuliers & les Princes, les uns d'embrasser un état qui est accompagné de beaucoup de dangers, les autres d'y engager leurs sujets par des vues d'utilité publique : la raison en est, qu'aucun de ces états ou entreprises, que je suppose légitimes, n'est, par soi-même, le dérangement de l'ordre naturel. Si on y est exposé à quelque danger, ou à quelqu'altération de sa santé, ce n'est qu'accidentellement.

Embrasser ou ordonner un état légitime qui expose à des dangers, n'est donc point entreprendre sur le droit immédiat de la nature, en ce qui regarde la vie & la santé de l'homme ; mais détruire, ou altérer l'une ou l'autre, sans nécessité, est une usurpation manifeste sur les droits de la divinité.

Je

Je paſſe au ſecond point, qui regarde la fin générale que l'Auteur de la nature s'eſt propoſée, en donnant à l'homme la vie & la ſanté. Cette fin eſt, ou premiere & ſpirituelle, ou ſecondaire & corporelle. Quant à la fin premiere & ſpirituelle, ce n'eſt pas, dira-t-on, le fait du Médecin d'en rien décider.

Fin générale de la vie & de la ſanté de l'homme.

Cependant perſonne ne peut ſe diſſimuler que l'homme étant compoſé de deux ſubſtances, l'une plus noble que l'autre, & capable de vertus & de vices, il n'eſt pas poſſible de concevoir que la fin derniere & unique du gouvernement de Dieu ſur l'homme, ſoit la ſanté d'un corps qui périt en peu d'années ; d'où il eſt facile de conclure, qu'il peut y avoir quantité de moyens phyſiquement propres à nous procurer pluſieurs avantages pour la vie & la ſanté, qui néanmoins ſoient illégitimes, en tant que contraires à la fin ſpirituelle.

Pour ce qui eſt de la fin ſubordonnée ou corporelle, le but de la nature eſt-il (1) que les mouvemens de notre corps ſe faſſent de la maniere la plus ferme ou la plus vigoureuſe, la plus agile, & en même-temps la plus durable, comme ſi nous étions tous deſtinés à avoir la force des athlétes, l'agilité des danſeurs de corde, ou la longue vie d'un *Mathuſalem ?*

Il n'eſt perſonne qui ne puiſſe voir qu'un homme qui jouit, avec conſtance, du libre exercice de ſes fonctions, eſt dans l'état où la nature le veut ; que ſa ſanté eſt un bienfait qu'il a reçu pour remplir les vues de ſa deſtination ; que c'eſt ſortir témérairement de ſa place ou de ſon poſte, que d'altérer notablement ſes fonctions, dans la vue d'une longue vie, d'une grande force, ou d'une plus grande agilité ; parce que la condition de la ſanté de l'homme dans l'état préſent, étant d'être ſuſceptible de différentes maladies & de la mort, la ſeule poſſibilité d'une maladie, & d'une mort auſſi incertaine pour le moment, qu'éloignée, ne peut-être un motif légitime de déranger l'ordre naturel.

---

(1) Quand je parle de la ſanté de l'homme, comme bienfait de la nature ; j'entends parler de celle qui lui convient par rapport à ſon état préſent, & non de cette ſanté originelle, ou de cet état d'impaſſibilité qui ne ſubſiſte plus.

C

Destination particuliere des biens & des maux de l'ordre phyfique.

Mais fi l'on eft obligé de reconnoître dans la vie & la fanté de l'homme, une fin & une deftination générale de la part de la nature, qui foyent pour nous une regle de conduite dans la confervation de l'une & de l'autre, ce n'eft pas une moindre néceflité d'admettre, pour les biens & les maux relatifs à notre fanté, une deftination particuliere qui nous ferve de loi, comme la fin générale ; autrement il faudroit fuppofer que la conduite de chacun, par rapport à fon corps, auroit été abandonnée à fon caprice, ou à l'incertitude du hazard ; ce qui répugne à l'idée d'un gouvernement bien ordonné.

Que l'on paffe en revue toutes les efpeces de gouvernement humain, il n'en eft aucun qui ne renferme l'exercice de plufieurs fonctions publiques, établies pour différentes fins, dont il n'eft pas libre aux particuliers de fe rendre les Juges. On y voit des biens & des maux, qui tendent également au bonheur de la fociété, mais qui ont chacun leur deftination particuliere. Les biens y font diftribués, partie comme des avantages néceffaires à chacun pour remplir fes fonctions, partie pour récompenfer le mérite. Quant aux maux, les uns font deftinés à éprouver le courage & la fidélité des fujets ; d'autres fervent de matiere à l'exercice des talens ; d'autres enfin font établis pour punir différentes fortes de fautes commifes contre le gouvernement. C'eft ce que nous voyons fenfiblement dans la difcipline Militaire, ou rien n'eft laiffé à la difpofition des particuliers. L'Officier, comme le Soldat, y reçoit l'habit, les armes & la paye, pour le mettre en état de remplir fes fonctions : nul ne peut, par aucune vue d'utilité, changer, ni la forme de fon habit, ni la qualité de fes armes, ou quitter fon Pofte, pour en prendre de meilleurs, fans l'aveu du Prince au fervice duquel il eft. Les maux n'y ont pas moins leur regle, & leur deftination, que les biens ; de ces maux, les uns font une fuite des événemens de la guerre, comme les batailles & les fiéges ; les autres font ordonnés à la fin de maintenir le bon ordre de la difcipline Militaire, comme toutes les peines afflictives ; mais ils ont tous ceci de commun, que nul ne peut s'y fouftraire, ou y fouftraire un autre, par des moyens qui dérangent l'ordre, fans fe rendre coupable : de même, nul ne pourroit, fans l'aveu du Commandant, fe donner une maladie ou en donner à un autre, par des vues d'intérêt quelconque, dans la fuppofition que les Princes euffent le droit d'accorder cette permiffion.

Tout le monde applaudit à des réglemens fi fages, & que l'on regarde même comme abfolument néceffaires pour le maintien de la difcipline ; pourquoi refuferoit-on au gouvernement de la nature, des qualités & des attributs que l'on reconnoît dans d'autres gouvernemens qui lui font inférieurs à tous égards ? L'Auteur de la nature a bien d'autres droits, une autre fageffe & une autre étendue de vue qu'un Prince ou un Général d'Armée ; & chaque homme n'eft pas moins dépendant de l'Etre Suprême, pour l'exécution de fes volontés, qu'un Soldat, ou un Officier l'eft de celui qui le commande. Le moyen donc de refufer au gouvernement de la nature (en ce qui regarde la vie & la fanté de l'homme, & les biens ou les maux qui leur font relatifs), la fageffe des réglemens qui s'obfervent dans la difcipline Militaire.

Le gouvernement de la nature plus parfait qu'aucun gouvernement humain.

On voit dans le gouvernement Théocratique, des biens & des maux ordonnés chacun pour une fin qui n'eft foumife au caprice d'aucun particulier ; ces biens & ces maux font tellement réglés, qu'il n'eft permis à perfonne d'en ufer, ou de s'y fouftraire, par des moyens qui dérangent l'ordre établi.

Application des perfections du gouvernement humain, à ce qui fe paffe dans le gouvernement de la nature par rapport à l'homme.

L'homme qui jouit de la fanté, eft ce Soldat qui a reçu du Prince un habit & des armes, d'une telle forme & qualité, pour remplir les fonctions de fon engagement ; la vue de fe procurer une fanté plus forte & plus durable, par le moyen d'une maladie, n'eft pas plus recevable, que le prétexte d'un Soldat qui, d'autorité privée, changeroit d'habits, d'armes, ou de Pofte, pour en prendre de meilleurs ; parce que le meilleur, tant pour l'homme en général, qu'en particulier pour le Soldat, eft la conformité parfaite avec l'ordre établi par la nature ou par le Prince, & non une

Deftination particuliere des biens de l'ordre phyfique.

plus grande force ; ou un habit, des armes & un Poſte plus avantageux.

Deſtination par-
ticuliere des maux
du même ordre.

Quant aux maux du gouvernement Théocratique, il y en a de deux ſortes : les uns ſoumis à la prévoyance & à l'in-duſtrie de l'art humain, peuvent être prévénus ou traités par des moyens qui s'accordent avec l'ordre des loix divi-nes & humaines : il n'y a aucune difficulté pour l'emploi de pareils moyens. Mais il eſt auſſi d'autres maux que nous ne pouvons prévenir ou empêcher, par aucune voye légi-time ; ceux-ci ne ſont pas moins de l'aveu & de l'autorité du ſouverain Modérateur, en ce qui regarde l'ordre & l'exé-cution, que les maux du gouvernement humain, auxquels on ne pourroit ſe ſouſtraire ſans troubler l'ordre.

Nous voyons des exemples de l'une & l'autre eſpece de maux dans la diſcipline Militaire. Des Soldats ont ordre d'attaquer une place vivement défendue, ou de garder un Poſte dangereux : ils peuvent le faire avec la plus grande vigilance, & en combattant de façon qu'il y ait le moins de danger pour eux ; ſi quelqu'un a reçu des bleſſures, il peut, après le combat, ſe faire pançer de ſon mieux. On en peut dire autant de celui qui, pour quelque faute, a été ſou-mis à une punition corporelle qui ne va pas à la mort. Nul particulier n'a droit d'empêcher l'exécution de la Sentence ; mais l'exécution une fois faite, rien n'empêche que l'on ne traite le ſupplicié par les voyes les plus propres à ſon réta-bliſſement.

C'eſt la même choſe dans le gouvernement dont nous parlons : l'impoſſibilité de prévénir une maladie par des moyens qui ne troublent point l'ordre naturel, eſt pour tout homme raiſonnable une loi inviolable, qu'il reſpectera comme la notification d'un décret divin, auquel il ſe fait un devoir religieux de ſe ſoumettre.

Effectivement, ſi nous ne faiſons point de difficulté de nous expoſer aux dangers, ou d'approuver même certains maux qui ſont dans l'ordre du gouvernement humain ; comme ſagement autoriſés ou ordonnés par la puiſſance publique, pourquoi refuſerions-nous de reconnoître que le

Suprême Modérateur du monde a en sa main les causes cachées des maladies, pour s'en servir à des fins pour le moins
auffi sages que celles de la puiffance publique dans le gouvernement humain ?

Ce n'eft pas que toutes les maladies que l'on peut prévénir ou traiter par des moyens qui ne troublent en rien
l'ordre naturel, ne foyent auffi de l'aveu de l'Auteur de la
nature ; mais les moyens qu'il nous a donnés pour nous
en préferver ou pour les combattre, font pareillement de
fon aveu, ce que l'on ne fçauroit dire des moyens contrenature, que l'on foutiendroit être propres à préferver de
certaines maladies que l'on ne pourroit empêcher par aucune voye légitime.

Ces vérités touchant la nature & fon gouvernement, par
rapport à l'homme, étant une fois folidement établies & reconnues pour inconteftables, il s'agit de procéder à l'examen de l'Inoculation comparée avec la loi naturelle, qui
eft la regle fouveraine & infaillible du gouvernement
Théocratique.

DU FAIT DE L'INOCULATION,
Par rapport à la Loi naturelle.

S I l'on conçoit, que l'Auteur de la nature a imprimé
dans toutes les créatures les principes des opérations
qui leur font propres, (les communiquant à chacune en la
maniere qui lui peut convenir), on aura une premiere idée
de la loi naturelle, qui eft encore bien imparfaite ; car comme la loi a un rapport direct à la raifon ; ce n'eft qu'improprement qu'on lui donne le nom de loi, lorfqu'on l'applique aux créatures irraifonnables, qui n'obéiffent à la loi
que par une impreffion aveugle & une impulfion méchanique.

Si l'on paffe plus avant, en confidérant que les créatures raifonnables ont reçû, dès l'origine, dans leur intelli gence, l'impreſſion d'une regle qui doit être le principe de leurs actions, on aura une idée complete de cette même loi qui eſt la ſource de toutes les inclinations naturelles, par leſquelles nous tendons chacun à notre fin.

La premiere inclination de l'homme eſt une pente vers le bien conforme à ſa nature, qui n'eſt autre que la conſervation de ſon Etre.

La ſeconde eſt une ſuite & une dépendance de la premiere. Elle conſiſte en une pente de l'homme à la recherche des moyens naturellement propres à ſa conſervation, & à la fuite de ce qui peut l'altérer en quelque choſe.

Cela n'empêche pas que la préſence d'un danger preſſant, ne le force quelquefois à faire & à ſouffrir certaines choſes, qui paroiſſent donner atteinte à ces deux premieres inclinations, c'eſt-là le cas de la *néceſſité*.

Voilà donc trois cauſes principales des déterminations de l'homme dans l'ordre phyſique; ſçavoir, la tendance à ſa conſervation, la recherche des moyens qui y ſont naturellement propres, & la raiſon ou le motif de la *néceſſité*.

C'eſt pourquoi, ayant à examiner le rapport que peut avoir avec la loi naturelle, principe de la conduite de l'homme, une pratique qui altére ſon intégrité parfaite; il paroît néceſſaire de réduire auſſi à trois points principaux l'examen dont il s'agit.

Y a-t-il pour tous les hommes, ſans exception, une loi claire & préciſe, qui les oblige à la conſervation de leur ſanté actuelle, par l'emploi des moyens connus pour être ſelon la nature? Premiere queſtion.

L'Inoculation eſt-elle un moyen de conſerver la ſanté que l'on puiſſe dire être ſelon la nature? Seconde queſtion.

Le cas où l'on propoſe l'Inoculation eſt-il un de ces cas de néceſſité, qui doit diſpenſer de l'obſervation littérale d'une loi auſſi inviolable que celle de la nature? Troiſieme queſtion.

La loi naturelle nous oblige à la

Je commence par la queſtion qui regarde la loi naturelle, touchant la conſervation de notre ſanté actuelle. On peut considérer la loi naturelle, ou dans son Auteur, ou dans les hommes qui en font sujets. conservation de notre santé actuelle.

Dans son Auteur, la loi naturelle n'est autre chose qu'un ordre de la raison souveraine, ou la disposition de la volonté suprême de l'Auteur de la nature.

En l'homme, la loi naturellle est cette participation de la raison souveraine, par laquelle la nature raisonnable est enclin à la fin & aux fonctions qui lui sont propres.

Selon ces définitions de la loi naturelle considérée, tant du côté de Dieu que du côté des hommes, tout ordre qui sera prouvé venir de Dieu, comme Auteur de la nature, & avoir été intimé à tous les hommes, sans exception, dès leur naissance, sera regardé à juste titre comme faisant partie de la loi naturelle. Or la santé est bien certainement l'ordre établi par l'Auteur de la nature, pour remplir chacun les fonctions de son état, sans aucune interruption, jusqu'à ce que la maladie naturelle ou quelqu'autre cas de nécessité nous mette dans l'impossibilité de continuer. La connoissance naturelle que chacun a du bienfait qu'il a reçu, de la fin pour laquelle il l'a reçu, & des cas de nécessité qui peuvent le dispenser de la loi générale, est vraiment, pour chaque homme, la promulgation authentique de la volonté divine, au sujet de la conservation de sa santé actuelle.

La déclaration des moyens qui nous sont assignés pour la conservation de notre santé, n'est ni moins divine, ni moins connue que la première loi dont elle fait partie. Le même Auteur qui nous a gratifiés du bienfait de la santé, nous a aussi destinés les moyens naturellement propres à la conserver, je veux dire les choses que l'on pourroit appeller (1) *naturelles externes*; & en nous les destinant, il en a

(1) Les choses, dont l'usage réglé & bien proportionné contribue à conserver la santé, sont appellées communément, par les personnes de l'Art, choses non-naturelles; mais on ne voit pas la raison d'une pareille dénomination; car il n'est pas une seule de ces choses, qui ne soit naturelle, ou conforme à la nature, comme on le peut voir par leur énumération. Elles sont six, sçavoir 1°. l'air, 2°. l'aliment & la boisson, 3°. le mouvement & le repos, 4°. la veille & le

donné à tous une connoiſſance ſuffiſante avec la pente naturelle à s'en ſervir.

Effectivement il n'eſt aucun homme ſi ſtupide ou ſi igno-
rant qu'on le ſuppoſe, qui ne ſe porte naturellement à uſer
des ſix choſes appellées improprement *non-naturelles*, &
à le faire ſelon ſa prudence, pour ſe maintenir dans ſa ſanté
actuelle, évitant avec ſoin tout ce qui peut l'altérer en façon quelconque.

La détermination des moyens aſſignés pour la conſervation de notre ſanté, & l'obligation de cette conſervation,
ont donc les deux caractéres eſſentiels à une loi naturelle,
je veux dire l'origine divine & la manifeſtation qui en eſt faite
à tous les hommes, ſans exception, dès leur naiſſance.

Quant à la néceſſité qui forme le cas d'exception, il n'eſt
perſonne, qui, expoſé à un danger préſent & inévitable,
ne cherche à s'en délivrer par un moyen extraordinaire, &
douteux, mais qui l'expoſe moins que le danger qui le preſſe.
On n'a pas beſoin de reçourir au raiſonnement, pour ſe déterminer à prendre ce parti ; la nature ſuffit ſeule, pour nous
inſtruire de ce qu'il nous convient de faire dans le danger
actuel, ce qui prouve que l'exception à la loi, dans le cas
de néceſſité, part du même Auteur, qui a porté la loi de
la conſervation de la ſanté, par les moyens connus pour
être ſelon la nature.

Mais en eſt-il de même de la ſimple utilité, que de la néceſſité, pour diſpenſer de l'obſervation littérale d'une loi
divine & naturelle ? Peut-on dire que (toutes les fois qu'il ſe
préſentera un moyen extraordinaire & contre nature, de
perfectionner les qualités ſenſibles du corps, d'acquérir plus
d'agilité & de force, ou de ſe procurer plus de certitude
d'une longue vie, que la nature ne nous en donne dans l'é-

ſommeil, 5°. la quantité & la qualité de ce que l'on doit évacuer ou retenir, 6°. les paſſions de l'ame.

Le bon uſage de ces ſix choſes conſti-tue la diete ou le régime. Il paroîtroit plus convenable de les appeller naturel-les-externes, pour les différencier de celles qui font partie de notre corps, & qu'on eſt dans l'uſage d'appeller ſimple-ment naturelles. Elles ſont ſept, ſçavoir les ſolides, les fluides, les tempéramens, les facultés, les actions, les humeurs à évacuer, & les qualités externes ſen-ſibles.

tat

tat ordinaire) ; tout homme jouiſſant de ſa raiſon ſe ſentira
porté à altérer notablement ſa ſanté actuelle, pour ſe procurer les différens genres d'utilité dont nous venons de parler ? Bien loin que la nature nous porte généralement à
ces ſortes d'entrepriſes extraordinaires ſur notre ſanté ; chacun y ſent, au contraire, une répugnance naturelle qui,
étant univerſelle, eſt le ſigne le plus caractériſtique d'une
loi prohibitive.

Un raiſonnement artificieux peut enſuite jetter des nuages ſur les loix les plus claires & les plus certaines, juſqu'à faire un grand nombre de Proſélytes ; mais ſi le raiſonnement peut ſervir à développer le ſens des loix, & à en
faire l'application aux cas particuliers, il n'eſt pas recevable quand on l'employe pour les limiter, ou même les
anéantir.

Ajoutez, qu'ayant reçu de l'Auteur de la nature pluſieurs facultés de connoître la vérité, ſuſceptibles de différens dégrés de certitude, (telles que ſont le ſentiment intérieur de l'équité des loix naturelles, la perception des vérités intellectuelles, les ſenſations, l'imagination ou la faculté de ſe repréſenter les êtres ſenſibles, & enfin le raiſonnement ou la faculté de comparer les notions plus ou
moins certaines, claires ou obſcures, pour en déduire des
conſéquences plus ou moins vraiſemblables), il n'eſt pas
raiſonnable de ſoumettre une vérité d'un ordre ſupérieur,
& connue par une voye infaillible, à un jugement porté par
une Faculté, (je parle du raiſonnement) ſujette à mille mé-
priſes.

Or c'eſt le cas dont il s'agit. La loi de la conſervation
de notre ſanté eſt de l'Auteur de la nature, & tout homme en a la connoiſſance, par une voye infaillible, par ce
ſentiment intérieur qui, étant le même en tous, ne peut
jamais nous tromper. Donc le raiſonnement n'eſt plus recevable alors, pour perſuader que la conſidération de quelque utilité doit l'emporter ſur l'obſervation d'une loi qui
nous vient évidemment de l'Auteur de la nature ; & l'o-
bligation pour tous les hommes de conſerver leur ſanté ;

D

par l'ufage des moyens connus pour être felon la nature, demeure dans toute fa force, malgré les raifonnemens les plus fpécieux : ce que j'avois d'abord à
prouver.

Je paffe à la feconde queftion ; fi l'Inoculation eft un
moyen de conferver fa fanté qui foit felon la nature; mais
avant tout, il eft néceffaire d'expliquer nettement & de
définir avec précifion ce que c'eft qu'être conforme ou
contraire à la nature.

On dit qu'une chofe eft felon la nature, quand elle eft
conforme à fes loix, & qu'une chofe eft contre nature,
quand elle dérange l'ordre naturel ; fur quoi il faut remarquer qu'une même opération, ou un même moyen peut
être conforme ou contraire à la nature, felon l'état où
fe trouve le fujet auquel on l'applique. Par exemple l'adminiftration de l'émétique & l'amputation d'un membre
font deux moyens ou deux opérations, l'un pharmaceu-
tique & l'autre chirurgical, qui, dans le cas d'une parfaite fanté, font évidemment contre nature. Mais fi l'ef-
tomac eft furchargé d'humeurs, ou fi une gangrène opi-
niâtre dans quelque membre menace tout le corps d'une
ruine prochaine, les mêmes moyens qui, dans l'état de
fanté, étoient contre nature, deviennent au contraire,
dans le cas de maladie, des opérations, ou pratiques conformes à la nature; parce que celle - ci étant actuellement
dérangée dans fes fonctions, exige des fecours, même
violens, pour fon rétabliffement.

L'état naturel de l'homme eft de jouir de l'exercice libre
des fonctions qui lui font propres, nonobftant la fufceptibilité de toutes les maladies qui dépendent des caufes extérieures. Dans cette pofition, il a bien le pouvoir de prévenir les maladies poffibles, en altérant, détruifant, ou
convertiffant à fon ufage les corps qui l'environnent & qui
lui ont été donnés pour fon utilité. C'eft la deftination naturelle de ces corps, de fervir non-feulement à nos néceffi-
tés, mais même à nos plus legers avantages, à moins

qu'il n'y ait quelque loi divine ou humaine qui reſtreigne cet uſage.

Il n'en eſt pas de même du corps de l'homme en ſanté; il ne nous a pas été donné dans cet état, pour ſervir à nos expériences, & pour en ſacrifier les fonctions à l'acquiſition de quelques avantages phyſiques, comme la beauté du viſage, l'agrément de la voix, ou l'aſſurance d'une longue vie, plus grande que celle que la nature ne nous en donne ordinairement.

C'eſt un principe inconteſtable que, dans l'ordre naturel, l'homme n'a pas plus de droit de produire quelqu'altération notable dans ſa ſanté actuelle, que d'entreprendre ſur ſa propre vie. La ſeule néceſſité, c'eſt-à-dire, la préſence d'un danger inévitable, peut le diſpenſer de l'obſervation littérale de la loi.

Or la ſimple poſſibilité d'un mal futur contingent ne tire pas un homme de ſon état naturel, puiſque ſa condition actuelle eſt d'être ſuſceptible de toutes les maladies dépendantes des cauſes extérieures. Donc cette poſſibilité de maladies futures ne peut pas faire un cas de néceſſité, qui diſpenſe de la conſervation de la ſanté actuelle, ni faire regarder l'homme, qui y eſt expoſé, comme dans un état contre nature qui exigeroit des remedes violens.

Telle eſt l'idée que la nature nous donne de ce qui lui eſt conforme ou contraire, relativement à notre ſanté; mais ſi quelqu'un avoit encore du doute ſur ce qui eſt conforme ou contraire à la nature dans les deux états de ſanté & de maladie, en ce qui regarde l'uſage des moyens diététiques, & l'emploi des remedes violens, tant de la Pharmacie, que de la Chirurgie; qu'il ſuſpende, pour un temps, tout raiſonnement & tout préjugé, pour écouter la voix de la nature dans le témoignage univerſel du genre humain, dans celui du ſimple peuple & dans l'exemple des animaux: c'eſt le moyen ſûr d'éviter les illuſions d'un raiſonnement artificieux.

Depuis qu'il y a des hommes au monde, on n'a jamais varié sur le droit d'entretenir sa santé, par l'usage reglé & bien proportionné des six choses naturellement propres à cet entretien. On trouve la même uniformité de jugement, par rapport au droit que chacun a d'employer des remedes violens, pour se tirer d'un état de maladie actuelle.

Mais en peut - on dire autant du droit prétendu de se donner une maladie en pleine santé, ou d'y produire quelqu'altération notable, dans la vue de quelqu'avantage physique, ou dans la crainte de maux incertains & éloignés? Si des hommes sauvages, ou des (1) Nations barbares se font portés à cette inhumanité, tous les autres ont reclamé, par une conduite opposée, contre le violement du droit naturel. Les exemples rares que l'on pourroit citer des violences faites, sans nécessité, à la santé actuelle des hommes, comme on en pourroit citer du suïcide, prouveroient bien qu'il n'est point de loi si sacrée qu'on ne puisse violer; mais ne prouveroient jamais le droit prétendu d'altérer sa santé, hors le cas de la nécessité.

Maintenant, si l'on veut juger, par soi - même, & par quelques exemples qu'on ait sous les yeux, de ce que la na-

---

(1) L'histoire nous apprend que la coutume des anciens Latins étoit de plonger leurs enfans naissans dans l'eau presque gelée des Fleuves, pour éprouver, s'ils pourroient résister aux impressions fâcheuses de l'air, & aux fatigues d'un rude travail. (Virgile, Æn. l. ix. v. 604.) On dit la même chose des Celtes, & autres Peuples de la Germanie.

On rapporte que les Lacédémoniens plongeoient leurs enfans nouveaux-nés dans du vin, quoiqu'ils sçussent bien que cette pratique étoit capable de faire mourir épileptiques ceux de leurs enfans qui se trouveroient d'une constitution délicate. Le Clerc, Hist. de la Méd. 1. Part. l. 1. ch. 14.

Hippocrate, dans son Livre *de Aëre, aquis & locis*, nous apprend que les Sauromates, Peuple de Scythie, avoient coutume de brûler, avec un instrument d'airin rougi au feu, la mammelle droite de leurs filles en bas âge, pour leur fortifier l'épaule & le bras droit, & les rendre propres à tirer de l'arc & à manier les armes.

Tous ces exemples, & autres semblables, montrent que l'on peut établir parmi le simple peuple, à la longue, & par différentes voies de violence, de promesses flateuses, ou d'une dialectique séduisante, les coûtumes les plus barbares & les plus contraires à la nature. Mais la réclamation constante d'une infinité d'hommes raisonnables, ne permettra jamais d'ignorer ce qui appartient à la nature, & ce qui n'y appartient point.

ture dicte à chacun sur ce qui lui est conforme ou contraire, qu'on prenne tel nombre que l'on voudra d'hommes sensés parmi le simple peuple, comme des paysans qui n'auroient jamais entendu discuter la matiere, ni pour ni contre, & par conséquent libres de tous préjugés ; qu'on leur propose à décider les trois cas suivans, selon ce que la nature le leur suggérera.

Qu'a à faire un homme qui jouit d'une bonne santé ? Qu'a à faire celui qui est malade ? Enfin qu'a à faire celui à qui on propose de se donner une maladie, qu'il est possible qu'il n'ait jamais, quoiqu'il soit plus probable qu'il l'aura une fois en sa vie ? Ces trois questions étant faites purement & simplement à un certain nombre de paysans qui jouissent du sens commun, quelle pense-t'on que sera leur réponse ?

Par rapport à la premiere & à la seconde questions, je m'assure que tous, sans exception, s'accorderont à dire, que celui qui se porte bien doit entretenir sa santé, par l'usage reglé du boire & du manger, pour être en état de soutenir son travail ; & que celui qui est malade doit se faire traiter jusqu'au parfait rétablissement de sa santé. L'uniformité de la réponse, en tant qu'elle part de la bouche d'un grand nombre d'hommes libres de tous préjugés, est une preuve infaillible de la source d'où elle sort ; je veux dire la nature qui est la même en tous.

Quant à la troisiéme question, pense-t'on que l'on rencontrera la même uniformité de réponse en faveur d'une maladie artificielle donnée à dessein de diminuer les dangers d'une maladie incertaine & éloignée ? Des paysans sensés, tels que nous les avons supposés, feront bien plus portés à décider que chacun continue de boire, de manger & de travailler, fondés sur ce principe du sens commun, *qu'à chaque jour suffit son mal.*

S'il y a quelques uns de ces paysans qui opinent pour la maladie artificielle, & qui veuillent s'y soumettre, ce ne sera pas certainement le plus grand nombre. (1) Au moins y en aura-t'il plufieurs qui décideront que chacun s'en tienne à fa fanté actuelle. Or le feul défaut d'unanimité dans l'acception d'une maladie artificielle, eft une preuve que la voix de quelques-uns en fa faveur, eft l'effet, non de la nature, mais de quelque confidération étrangére, & de l'émotion qu'auroit produite fur eux une comparaifon de calculs fujette, en cette matiere, à mille méprifes, & qui eft trop compliquée pour être du reffort du fimple peuple. D'ailleurs, la voye du calcul eft une de ces opérations de l'efprit, qui, quoique fouvent utile dans l'adminiftration des chofes de police, ne vaut jamais rien, quand il s'agit de juger de la fidélité que l'on doit à des loix authentiques.

(1) Ce que je dis ici n'a rien de contraire à ce que l'on a vu arriver depuis plufieurs années, tant en Angleterre, qu'ailleurs, au fujet de l'Inoculation. Le grand nombre de fimple peuple, qui s'y eft foumis, ne l'a pas fait de fon feul mouvement ; il ne s'y eft porté que par la voie de fuggeftion étrangere, ou de féduction : on n'y a épargné ni les motifs de crainte que l'on a exagérés, autant que l'on a cru néceffaire pour faire tomber dans le piege ceux que l'on vouloit perfuader, ni les appas trompeurs d'une multitude d'avantages dont on a fait un grand étalage. Ce n'eft pas là la maniere de confulter la nature ; mais c'eft une voie fûre d'étouffer fa voix, & de s'y rendre fourd. Tel eft le fruit du zèle de quelques Sçavans, qui ont cru rendre un fervice important au genre humain, en multipliant les partifans de leur nouvelle pratique, & faifant un grand nombre de profélytes.

On fçait l'origine infâme de l'Inoculation : peut-on dire que ce foit la nature qui ait enfeigné aux Circaffiens cette pratique barbare. Ces peuples, qui font dans l'ufage inhumain, & contre nature, de faire commerce de la beauté des femmes, crurent que ce feroit pour eux un grand gain, s'ils pouvoient parvenir à déterminer le levain de la petite vérole, fur toute autre partie que fur le vifage. Ces Tyrans impitoyables du genre humain, perfuadés comme ils font, que la vie & la fanté de leurs Efclaves ne dépend pas moins d'eux, que celle de leurs animaux de fervice, n'eurent garde d'être retenus dans leur entreprife, par la penfée que c'étoit une ufurpation des droits de la Divinité, de donner une maladie à quelque homme que ce foit, fans l'aveu de fon Auteur, ou fans quelque néceffité preffante.

La caftration pourroit fe vanter d'une origine auffi noble, pour le moins, que celle de l'Inoculation, foit que l'on y voulût confidérer l'utilité que des Empereurs ou d'autres grands Seigneurs en retiroient pour la fûreté de leurs ferrails, foit qu'on y envifage l'avantage de conferver à de jeunes garçons le brillant d'une voix qui a fon éclat & fes attraits, comme la beauté des femmes. Cela empêche-t-il que les perfonnes, en qui il fubfifte quelque refte de fentimens naturels, n'ayent un horreur bien fondée de cette pratique barbare d'ôter le fexe des hommes, malgré les avantages qu'on pourroit s'en promettre, non feulement pour la fûreté des ferrails & la confervátion de la voix ; mais bien plus pour la fanté du corps & la tranquillité de l'efprit de ceux qui ont fait vœu de continence perpétuelle.

Mais fi le nombre petit ou grand, des voix, en faveur de la maladie artificielle, laiffoit encore des doutes à quelqu'un; qu'il jette les yeux fur les animaux, (ces créatures muettes qui, par cela même qu'elles font deftituées du raifonnement, font d'autant moins capables de nous déguifer la voix & les loix de la nature); fes doutes s'évanouiront bientôt. En effet, de toutes les efpèces d'animaux connues, il n'en eft pas une feule, qui jouiffant d'une fanté parfaite, fe porte à l'altérer, en quelque maniere que ce foit.

Et que l'on ne dife point que cela vient du défaut de connoiffance dans les animaux à l'égard des maladies fimplement poffibles; car il eft facile de répondre:

1°. Que le défaut de connoiffance dans les animaux, ne les rend que plus propres à nous montrer l'empire des loix naturelles, & l'obéiffance qui leur eft due; que leur obfervation ne dépend, ni d'aucunes vuës d'utilité, ni des différens fujets de crainte foúrnis par le raifonnement:

2°. Que dans les animaux, l'inftinct leur tient lieu de connoiffance, comme on peut s'en convaincre par la recherche qu'ils font, en fanté, des alimens propres à la conferver, & en maladie, de tous les moyens capables de les en délivrer. En conféquence de cet inftinct, il ne faut pas douter que, fi les loix de la nature autorifoient en façon quelconque, la pratique d'altérer le bon état de fa fanté, cela ne parut à quelques égards dans les animaux, quoique dépourvus de raifon.

3°. Que la connoiffance, que nous avons, par notre raifon, des maux futurs contingens, ne nous donne aucun droit de faire violence à la nature, & d'en déranger l'ordre, fans néceffité. Effectivement quelle connoiffance donna jamais, par foi-même, un droit dont on ne pourroit ufer qu'en troublant l'ordre naturel?

Quoiqu'il en foit, on ne peut douter, que l'argument qui fe tire de la conduite des animaux, tant en fanté, qu'en maladie, ne foit très-efficace pour diffiper les illufions que l'on fe fait tous les jours, en confondant les faillies d'une imagination fyftématique , avec la voix de la nature qui fe fait entendre au-dedans à quiconque la confulte fans préjugés.

Ce n'eft pas que la raifon ne nous donne un grand avantage fur les brutes , en ce qui regarde l'emploi, tant des alimens que des remedes ; puifqu'elle nous met à portée de juger de leurs propriétés & d'en diverfifier les ufages avec intelligence. Mais fi l'ufage des alimens & l'application des remedes varie, le droit que nous avons aux uns ou aux autres , felon les différens états où nous pouvons nous trouver , ne varie pas. C'eft pourquoi la brute eft , à certains égards , plus propre à conferver , fans altération , les vrais caractéres de la nature, que l'homme, en qui la raifon foible & fufceptible de mille illufions , eft fujette à s'égarer dans un labyrinthe de raifonnemens captieux.

Auffi , quelqu'avantage que nous ayons au-deffus des brutes , nous fommes fouvent obligés de recourir à ces machines mouvantes , pour reconnoître & contempler comme dans un miroir fidèle , les principes du droit naturel qu'il n'eft pas rare de voir combattus ou obfcurcis par des perfonnes très-éclairées d'ailleurs & très-fçavantes , tandis qu'on voit ces mêmes principes reluire avec une clarté toujours égale dans les animaux les plus ftupides.

Après ces éclairciffemens néceffaires, fur ce qui eft conforme ou contraire à la nature, dans les deux états de fanté & de maladie, la folution de la feconde queftion fe préfente d'elle-même ; car pour juger fi l'Inoculation eft un moyen naturel de conferver fa fanté , il n'y a que deux chofes à confidérer, l'état où fe trouve l'homme qu'on fe propofe d'Inoculer , & ce que produit l'Inoculation dans la perfonne qui s'y foumet.

Et d'abord l'homme, qu'on fe propofe d'Inoculer, jouit de la fanté la plus parfaite ; au moins on l'exige : cet état eft , fans contredit , l'ordre que l'Auteur de la nature a mis dans fon ouvrage. Quant à l'état où l'Inoculation réduit la perfonne qui s'y foumet , c'eft bien , de l'aveu même des Inoculateurs , un état de maladie tout femblable

blable à celui où fe trouve une perfonne attaquée de la petite vérole fpontanée. Or rien n'eft plus oppofé à la fanté
que la maladie ; rien qui foit de plus contraire à la nature
que ce qui en altére ou en fufpend les fonctions , fans
néceffité. Donc l'Inoculation, en tant qu'elle eft l'implantation d'une maladie dans un corps fain, ne peut paffer
pour un moyen naturel de conferver fa fanté , ou plutôt
c'eft l'infraction évidente d'une loi naturelle.

L'exception, que forme à l'obfervation littérale de la plûpart des loix le cas de la néceffité, nous conduit tout naturellement à la troifiéme queftion , par laquelle on demande;
fi le cas où l'on place l'Inoculation , eft un de ceux qui
contraignent la loi naturelle & en difpenfent.

Le cas où l'on place l'Inoculation peut être confidéré ,
ou par rapport aux Etats qui prétendroient avoir intérêt
d'autorifer cette pratique , ou par rapport aux particuliers
qui voudroient s'en fervir. Ainfi tout dépend , à l'égard des
uns & des autres, de fixer quelle eft l'efpèce de néceffité
qui peut difpenfer de l'obfervation de la loi naturelle.

Ce doit être un danger fi preffant, qu'il oblige de fortir
de l'ordre commun. Par exemple, l'invafion d'un ennemi
qui menace une Ville, une Province, ou un Royaume , &
la licence effrenée des malfaiteurs , qui renverfent le bon
ordre du gouvernement , font deux cas de néceffité qui
obligent les Princes à s'élever au-deffus du fentiment naturel , qui nous donne horreur de verfer le fang humain , & à
févir contre les coupables , pour arrêter , par la punition ,
les maux qui fuivroient leur impunité.

Quant aux maladies épidémiques , comme la pefte , ou
toute autre maladie qui affligeroit actuellement une Province, au point de faire craindre une dévaftation générale ;
on fent que le danger imminent formeroit un de ces cas de
néceffité qui difpenfe de l'ordre commun , pour admettre
une méthode de préfervation quoiqu'extraordinaire.

Mais ce cas eft-il le nôtre (1) ? Depuis le temps que l'on

(1) Il eft bon de remarquer, qu'il | quer indifféremment , & en même temps
n'y a que les maladies de nature à atta- | la totalité morale des hommes, jeunes &

Le cas où l'on place l'Inoculation n'eft rien moins qu'un cas de néceffité qui puiffe difpenfer de l'obfervation d'u- ne loi naturelle.

connoît la petite vérole en France, a-t'on jamais eu lieu de craindre, ni pour le Royaume entier, ni même pour une seule Ville de son appartenance, l'extinction presque totale de ses Habitans? La perte d'un nombre d'hommes plus ou moins considérable est, sans doute, un grand malheur, mais ne forme pas toujours une nécessité qui puisse dispenser de l'observation littérale d'une loi même humaine.

Effectivement les dangers d'une guerre meurtriere, où peuvent périr la plûpart de ceux qui y sont employés par l'ordre du Prince, ne dispensent pas les Soldats de le suivre & de marcher, au péril de leur vie.

Si donc les dangers que l'on court dans l'exécution de l'ordre des Princes, ne les obligent point d'en dispenser leurs Sujets, comment les mêmes dangers seroient-ils pour eux un motif suffisant, pour dispenser les hommes de l'observation de l'ordre établi par l'Auteur de la nature? Car ç'est un principe reconnu de tout le monde : *Que dans un ordre établi par des loix souveraines, ce n'est pas la considération de quelque utilité plus ou moins grande, ou la crainte de tous maux, quoique grands en eux-mêmes, qui peut en dispenser; il ne faut pas moins que le cas d'une nécessité très-pressante.*

Je viens maintenant aux particuliers qui voudroient Inoculer où se faire Inoculer, afin d'examiner si l'état où se trouve le futur Inoculé, est un de ces cas de nécessité, qui peut

vieux, comme la peste, qui puissent produire dans un Pays une dévastation proprement dite.

La petite vérole n'est pas dans ce cas. De l'aveu même des Inoculateurs : *C'est dans l'enfance que l'on a communément la petite vérole. .. & il est rare qu'elle survienne passé l'âge de puberté*.

Second Rapport, p. 37, l. 11 & 18.

Il suit de cet aveu que, dans une épidémie de petite vérole, si meurtriere qu'on la suppose, le très-grand nombre des adultes, qui composent le Corps de l'Etat, est à couvert de cette maladie, soit pour l'avoir déja eue dans l'enfance, soit parce que plusieurs n'en sont point susceptibles, ce qui va à un sixieme du genre humain selon les uns, ou même à un tiers selon d'autres.

Les sujets qui sont actuellement dans un âge, *où l'on a communément la petite vérole*, ne l'ont pas tous à la fois; plusieurs l'ont déja eue, & en sont réchapés; d'autres ne l'auront qu'à quelques années de-là, dans un temps où la petite vérole sera bénigne; plusieurs enfin ne doivent jamais l'avoir.

Quel moyen donc de craindre, qu'une épidémie de petite vérole produise jamais parmi nous une dévastation générale, telle qu'il faudroit, pour former un de ces cas de nécessité qui dispensent de l'ordre commun?

difpenfer le particulier de l'obfervation d'une loi fouveraine.

L'homme que l'on fe propofe d'Inoculer eft , comme nous l'avons dit plus haut, en parfaite fanté ; feulement il craint les dangers d'une maladie incertaine & peut être fort éloignée : or, je le demande, cette circonftance d'incertitude & d'éloignement, forme-t'elle un de ces cas de néceffité qui foit au-deffus de toute loi ?

Un Soldat pourra donc auffi quitter fon Pofte à caufe des dangers qu'il y court. Un homme chargé d'une fonction publique, qui l'oblige à fréquenter les ruës de Paris , fera donc autorifé à refter dans fa maifon, & à interrompre l'exercice de fes fonctions , parce que les dangers que l'on court, dans les ruës de Paris , pris tous enfemble, font périr, ou eftropient plus de monde que la petite vérole naturelle. En un mot, il n'eft pas d'ordre établi par les loix les plus facrées & les plus inviolables, que l'on ne fe donne la liberté de déranger, fi l'on admet, pour difpenfe légitime , la vue de quelque utilité, ou la crainte d'un danger poffible ; car il n'eft prefque rien que les hommes les plus méchans ne puiffent faire , fous le fpécieux prétexte de dangers ou d'inconvéniens à éviter, & de biens ou d'avantages à fe procurer.

Inutilement objecteroit-on, qu'il eft dans l'ordre de la droite raifon d'ufer de préfervatifs, & de fe garantir d'un mal qui nous menace. Je diftingue cette propofition captieufe , en faifant remarquer que les maux auxquels l'homme eft fujet, fans en être actuellement affecté , font de deux fortes , les uns prochains , les autres éloignés , & fimplement poffibles en général.

Les premiers fe manifeftent déjà par quelques fignes reconnoiffables, tels qu'il en paroît à la préfence d'une caufe morbifique actuellement exiftante dans le corps, qui ne fe développe pas encore ; mais qui peut éclater à tout moment. On pourroit appeller ce premier genre de maux *particulier* & *perfonnel*, parce qu'il a fa caufe prife dans le fujet même, & non fimplement dans la fufceptibilité générale des hommes, d'être attaqués de toutes fortes de maladies. Ces maux *particuliers* & *perſonnels* ſont tels qu’on eſt bien en droit de dire que ceux qui y ſont expoſés en ſont menacés, & que pour s’en garantir, il eſt permis d’uſer de préſervatifs même violens. C’eſt-là le cas de faire uſage de cette règle de conduite qui preſcrit, entre deux maux préſens, de choiſir le moindre : la grande proximité des maux dont nous parlons, équivaut à la préſence, ou plutôt ils ſont réellement préſens dans leur cauſe, qui ſe manifeſte déja par quelques ſignes, ce qui fait que l’on peut dire à la naiſſance de ces ſignes, que l’on eſt menacé des maux qu’ils annoncent.

Quant aux maux de la ſeconde eſpèce, auxquels l’humanité eſt ſujette en général; comme ils ſont incertains, éloignés, & qu’ils ne ſe manifeſtent actuellement par aucun ſigne reconnoiſſable; les ſeuls préſervatifs permis, ſont des moyens généraux, dont l’emploi ne préjudicie en rien à l’ordre établi par les loix. Lors donc que l’homme ſe trouve en parfaite ſanté, le moyen de préſervation qu’il peut employer contre toutes ſortes de maladies, eſt l’uſage modéré & bien proportionné des ſix choſes *naturelles externes*, en évitant les lieux infectés de contagion, ſi l’on ne peut parvenir à corriger les mauvaiſes qualités de l’air. Mais où ſeroit la raiſon de ſe donner une maladie artificielle, dans la crainte des dangers d’une maladie naturelle, que peut-être on n’aura jamais, dont il eſt poſſible qu’on ſe tire aiſément, & ſans riſque, & qui au moins peut être fort éloignée ?

Il n’eſt donc pas poſſible de ſoutenir que l’état où ſe trouve la perſonne que l’on ſe propoſe d’Inoculer, ſoit un de ces cas de néceſſité qui doivent diſpenſer de l’obſervation littérale d’une loi auſſi inviolable que celle de la nature.

Nous avons prouvé d’ailleurs, que l’Inoculation ne pouvoit paſſer pour un moyen naturel de conſerver ſa ſanté, & que de plus, il y avoit une loi claire & préciſe pour tous les hommes, ſans exception, de veiller & de pourvoir à la conſervation actuelle de leur ſanté, par l’emploi des moyens connus pour être ſelon la nature.

Donc l’Inoculation, dans le cas où on la place, n’eſt pas recevable, en tant que contraire à l’ordre établi par la loi

L’Inoculation dans le cas où on la place, eſt connaturelle. Reste à examiner si cette pratique singuliere est plus conforme aux loix de la Médecine qu'à celles de la nature. *traire à la loi naturelle.*

DU FAIT DE L'INOCULATION,
Par rapport aux Loix Médicales.

LA Médecine n'est point une invention de l'esprit humain, sujette à tous les caprices de ceux qui en font profession ; c'est un art, ou une science-pratique, que toute l'antiquité s'est accordée à regarder comme un présent de l'Auteur de la nature, qui en a par conséquent lui-même établi les loix fondamentales, & fixé les droits. *La Médecine n'est point une invention humaine, ni sujette à varier dans ses principes fondamentaux.*

J'appelle loix fondamentales de la Médecine, les regles de conduite qui dérivent naturellement de ses qualités premieres & essentielles, avec lesquelles ces regles ont une liaison nécessaire, qui fixent l'état ou la condition de l'art, en déterminent l'objet & la fin, & en ordonnent toutes les opérations ; ainsi tout dépend de se former une juste idée de la Médecine, & d'en donner une définition telle qu'elle renferme en soi les qualités premieres (1) & essentielles de cette science-pratique, parce que la connoissance de l'art conduit directement à l'intelligence des loix qui le gouvernent.

Or, de l'aveu de tous les Médecins anciens & modernes, la Médecine est un art ministre de la nature, occupé à conserver la santé actuelle des hommes, & à la rétablir lorsqu'elle a souffert quelque altération. Voilà la pierre de touche qui sert à distinguer sûrement ce qui appartient à la Médecine, & ce qui ne lui appartient pas. On voit dans ce précis, aussi simple qu'exact, les trois qualités les plus *Définition de la Médecine, qui renferme les qualités premieres & essentielles de l'art.*

---

(1) Il n'est point ici question des qualités secondaires & accidentelles de la Médecine, ni de tout ce qui peut y avoir rapport ; car comme celles-ci ne subsistent dans l'art que par rapport aux premieres, on conçoit que, si les opérations dépendantes des qualités secondaires se trouvent, par la nature des circonstances, combattre ou altérer ce qu'il y a d'essentiel, il faut sacrifier l'utile au nécessaire, qui est la seule chose qu'on doit considérer dans la définition d'un art, dont la nécessité fait la base & le motif principal.

essentielles de l'art ; sçavoir, l'état ou la condition de la Médecine par rapport à la nature, son objet, & sa fin. C'est à quoi se rapporte tout ce qu'on a jamais sçu de la Médecine, & tout ce qu'on en pourra jamais connoître.

La Médecine est essentiellement Ministre de la nature.

Et d'abord on dit : que la Médecine est un art ministre de la nature, c'est-à-dire, qu'elle en doit reconnoître les loix pour s'y assujettir, & la servir dans ce qu'elle lui demande, ou lui prescrit relativement à la santé de l'homme. C'est pourquoi le pere de la Médecine dogmatique, l'excellent Hippocrate, déclare dans plusieurs de ses Ouvrages, que c'est la Nature seule qui guérit les maladies (1); que c'est elle qui montre aux personnes intelligentes dans l'art, ce qu'ils ont à faire (2) ; qu'elle fait faire, par elle-même, ce que le Médecin ne fait qu'en conséquence des regles de son Art (3); que la principale regle du Médecin, est de conduire & de diriger ses pas vers le chemin que la Nature indique elle-même (4); parce que le guide le plus sûr pour parvenir à tout ce qui est de l'art, c'est la Nature (5); & qu'elle suffit à tous en toutes choses (6).

Cette condition de la Médecine & du Médecin, par rapport à la Nature, est si bien établie, & tellement fondée sur l'essence même des choses, qu'il n'est gueres de Médecins qui ayent refusé de la reconnoître. Mais quel est le droit du maître, & l'office du ministre dans quelque opération que ce soit ? C'est ce qu'il est important de bien définir avant de rien statuer au sujet d'une pratique que l'on accuse d'être étrangere à la Médecine, & d'en changer l'état ou la condition.

Le droit du maître est d'ordonner & de commencer l'œuvre ; tandis que l'office du ministre est de le servir en toutes ses opérations, de la maniere & dans le temps que le maître le requiert, sans qu'il soit permis au ministre de prévenir ou de passer ses ordres, sous le prétexte de l'utilité, principalement si le maître, dont il s'agit, a des vûes bien supérieures à la capacité du ministre. Un exemple familier

(1) L. 6. Epid. Sect. 5.
(2) L. De Artè, art. 22.
(3) Lib. 1. De Vict. ratione.

(4) Aphor. Sect. 1. 21.
(5) Lib. De Decenti habitu, art. 3.
(6) Lib. De alimento, art. 4.

peut rendre la chofe fenfible aux perfonnes de l'intelligence même la plus bornée.

Un maître confie à fon domeftique un cheval, pour quelque voyage qu'il lui ordonne. L'office du domeftique, par rapport au cheval, dont il eft chargé, eft de l'entretenir en fanté, par l'emploi des chofes naturelles connues pour être propres à cet entretien, comme la nourriture & le panfement ordinaires. Si le cheval tombe malade en chemin, le domeftique eft autorifé, & même tenu de le faire traiter avec les remedes convenables. Mais eft-il aucune vûe d'utilité qui puiffe autorifer ce domeftique à donner au cheval qui lui eft confié, une maladie, s'il n'en a reçu la commiffion expreffe de fon maître?

Telle eft l'image de notre condition; je ne dis pas feulement des Médecins, mais de tous les hommes, fans exception, par rapport à la nature, notre fouveraine maîtreffe, dans l'ufage d'un corps que nous avons reçu d'elle.

L'Auteur de la nature, comme feul maître de la vie & de la fanté des hommes, peut altérer fon ouvrage en mille manieres, ou même le détruire par des raifons dont il n'eft comptable à perfonne. Quant aux hommes, leur miniftere ne commence qu'avec les fignes qui leur ont été donnés pour juger que la nature requiert leur office. Le corps eft-il en fanté? c'eft un avertiffement, ou plutôt une obligation pour tout homme, de s'y maintenir par les voies naturellement propres à cette confervation, hors le cas d'une néceffité preffante, qui eft au-deffus de toutes loix. Mais fi la maladie fe montre par quelque dérangement actuel, ou par quelque caufe prochaine de dérangement; c'eft alors que commence l'ufage du droit de recourir à des remédes même violens, dont l'emploi n'eft permis que parce que de deux maux préfens, la raifon demande qu'on choififfe le moindre; d'où il fuit que la nature, comme premier auteur de tout l'être de l'homme, ne demeure pas moins maîtreffe de fa fanté & de fes maladies, que de fa vie, quoiqu'elle nous en ait commis le foin. S'il lui a plû d'admettre la Médecine & les Médecins pour con-

courir à fes opérations, elle s'eft toujours confervé la principale autorité, en ne donnant à ceux qu'elle a choifis pour
fes officiers & fes miniftres, que le droit de l'aider dans
l'ouvrage qu'elle auroit déja commencé, tel qu'eft l'entretien de la fanté, & l'expulfion des maladies actuelles,
& non le pouvoir de déranger, par des vûes d'utilité dont
nous ne fommes point chargés, l'ordre qu'elle a elle-même
établi.

On pourroit m'objecter que c'eft une vertu & une perfection dans un ferviteur, d'étudier ce que fait fon maître,
à deffein de l'imiter. C'eft auffi ce que prétendent les Inoculateurs ; ils ont obfervé que la nature fe fervoit de la
petite vérole pour détruire, dans le fang de l'homme, la
difpofition qu'il a à cette maladie. Pouvons-nous mieux
faire, difent-ils, que d'imiter la nature, notre maîtreffe,
en donnant aux hommes une maladie bénigne, pour les
préferver des dangers d'une autre fort pernicieufe.

Je réponds : Qu'il y a des cas où ce peut être (fi l'on
veut) une perfection dans un ferviteur d'imiter le maître ;
mais c'eft pour des chofes qui regardent fon miniftere : ce
n'eft pas pour celles qui appartiennent exclufivement à la
qualité de maître, tel, par exemple, que le droit de dif-
pofer de fon bien, & par rapport auxquelles le ferviteur
ne peut rien, pas même fous le prétexte de la plus grande
utilité.

C'eft le jugement qu'il faut porter de ces opérations
violentes, que l'on voudroit pratiquer fur le corps humain,
par des vûes d'utilité quelconque, fans l'aveu de la nature.
Donner des maladies aux hommes en pleine fanté, eft in-
conteftablement un droit divin, * dont l'Auteur de la nature cache l'exercice fous le voile de l'enchaînement com-
pliqué d'une multitude de caufes fecondes. Vouloir imiter
la nature en ce point, eft une ufurpation manifefte qu'on
ne fçauroit trop-tôt réprimer. C'eft pourquoi on ne peut
s'empêcher de reconnoître que tout notre office fe réduit
à faire ce que la nature nous demande, & à ne rien faire
quand elle ne nous demande rien.

* Pag. 15, l. 13.

Telle

Telle eſt auſſi la premiere loi fondamentale de la Médecine, établie ſur ſa qualité de Miniſtre, *qui l'autoriſe à continuer & à favoriſer les opérations que la Nature auroit déja commencées, en l'aidant de ſon ſecours, dans le temps & de la maniere qu'elle eſt requiſe de le faire; mais lui interdit toute entrepriſe ſur la ſanté actuelle des hommes.*

Premiere loi fondamentale de la Médecine.

On ajoute dans la définition, que la Médecine eſt un art occupé à conſerver la ſanté préſente, ou à la rétablir lorſqu'elle a ſouffert quelqu'altération ; ce qui comprend l'objet & la fin propres de la Médecine.

L'objet d'une ſcience-pratique eſt, comme l'on ſçait, ce ſur quoi l'art s'exerce. On y diſtingue la matiere & la forme. La matiere, ou l'objet matériel d'un art, eſt le ſujet quelconque ſur lequel ſes opérations s'exécutent, ſans néanmoins ôter à pluſieurs autres arts, le droit de prendre le même ſujet pour matiere de leurs exercices; enſorte que l'objet matériel des arts, eſt un ſujet commun. En Médecine, quand il s'agit de la pratique, l'objet matériel eſt le corps d'un homme vivant.

L'objet d'un Art: ce que c'eſt, & combien on en diſtingue.

Si l'objet matériel des arts eſt un ſujet commun, il n'en eſt pas de même de la forme ou de l'objet formel, qui eſt la maniere particuliere & ſpéciale dont ces arts enviſagent, ou plutôt atteignent & traitent leur objet matériel. C'eſt dans cette forme que conſiſte le caractére propre & diſtinctif de chaque art ; c'eſt elle qui empêche qu'on ne confonde les arts qui auroient le même objet matériel.

Toutes ces diſtinctions de matiere & de forme ne ſont point des idées abſtraites, ou de vaines ſubtilités de l'Ecole, qu'il ſoit libre d'admettre ou de rejetter ſans inconvéniens; ce ſont des qualités eſſentielles, priſes de la nature même des choſes : refuſer d'y faire attention, c'eſt s'expoſer à tout confondre, & à admettre dans les arts les pratiques qui leur ſont les plus étrangéres.

Il peut y avoir des arts, où la confuſion de leurs principes conſtitutifs ne tireroit pas à une grande conſéquence; mais en Médecine, tout ce qui tient à ſon eſſence, comme l'objet & la fin, eſt de la derniere importance ; puiſque c'eſt l'expreſſion même des loix naturelles, & par conſé-quent divines, que l'homme a reçûes dans l'ordre de ſa conſervation, & auxquelles il eſt obligé de ſe conformer de la maniere la plus exaƈte & la plus religieuſe. C'eſt pourquoi tout dépend de déterminer en quoi conſiſtent l'objet & la fin propres de la Médecine-pratique.

L'objet matériel, ou le ſujet commun de cet art eſt uni-que, ſçavoir, le corps de l'homme vivant. Mais l'objet formel, c'eſt-à-dire, la maniere propre & ſpéciale dont la Médecine atteint ſon objet matériel, & traite ſon ſujet, n'eſt pas unique, à cauſe des états différens où le corps de l'homme ſe peut trouver.

Juſqu'ici on a réduit à deux tous les états du corps d'un homme vivant ; ſçavoir l'état de ſanté & celui de maladie : auſſi a-t-on diviſé toute la Médecine pratique en deux parties principales, qui différent eſſentiellement l'une de l'autre, tant par leur objet formel, que par la fin que chacune doit ſe propoſer.

On a aſſigné à la premiere partie de la Médecine, (que l'on a appellée *Hygiene*, ou Médecine conſervative de la ſanté aƈtuelle), pour objet formel de ſon exercice, la ſanté à conſerver ; ce que les Scholaſtiques exprimeroient par le terme de *conſervabilité*, pour ſignifier que l'objet de cette partie de la Médecine eſt le corps humain, en tant qu'il peut être conſervé en ſanté.

Quant à la ſeconde partie principale de la Médecine, connue ſous le nom de *Thérapeutique*, ou Médecine cura-tive ; la *ſanabilité*, ou la ſanté à rétablir eſt ce qui conſtitue ſon objet formel ; d'où il ſuit, que l'objet propre de cette partie de la Médecine, eſt le corps humain aƈtuellement malade, ou dans une diſpoſition prochaine de l'être, en tant qu'il peut être ramené à l'état de ſanté parfaite.

Ce n'eſt pas ſeulement l'objet formel qui caraƈtériſe un Art, & ſert à le faire diſtinguer entre tous les autres ; la fin, c'eſt-à-dire, le bien & l'utilité que l'Art ſe propoſe, a encore cet avantage ; auſſi la fin eſt-elle regardée, à juſte titre, comme une des qualités essentielles de toute science pratique. C'est pourquoi il est nécessaire d'y faire une attention très - particuliere.

La fin d'une science pratique est ce à quoi cette science tend de sa nature. Ainsi la santé du corps humain étant le but auquel la Médecine tend par elle-même, doit aussi être regardée comme la fin propre & naturelle de cet Art ; mais comme la santé est tantôt un avantage actuel que l'on s'applique à conserver, tantôt un bien perdu que l'on cherche à récouvrer, il en résulte nécessairement deux fins principales, qui répondent à la division que l'on a faite de toute la Médecine en deux parties Chefs, à chacune desquelles on a assigné une fin & un objet propres. L'*Hygiene* a eu, pour fin, la conservation de la santé actuelle ; & la *Thérapeutique* a eu le rétablissement de la santé altérée.

La Médecine n'a que deux fins propres & principales, la conservation de la santé & son rétablissement.

Tel est le double objet ; telle est aussi la double fin propre, directe & principale de la Médecine-pratique. Ce n'est pas que cet Art ne puisse s'exercer sur une multitude d'autres objets, & se proposer d'autres fins que ceux dont nous venons de parler ; mais ceux-ci font tous d'un ordre inférieur. Si on les a admis dans l'Art, ce n'est qu'en tant qu'ils demeurent subordonnés aux premiers ; & en les admettant, on n'a pas cru que ce dût être aux dépens de l'objet & de la fin premiere & essentielle des parties principales de la Médecine ausquelles tous les autres doivent se rapporter.

C'est ainsi que la *Prophylactique*, ou la partie préservative de la Médecine peut se proposer, pour fin secondaire, l'éloignement de certains maux futurs contingens, pourvu que dans ses opérations elle ne préjudicie en rien à l'objet & à la fin principale de l'*Hygiene* dont elle fait partie. C'est une des conditions les plus essentielles de cette partie secondaire de la Médecine, conçue & renfermée dans la dénomination même de *Prophylactique*, qui signifie que cette partie de l'*Hygiene* pose, pour base & pour régle de son exercice, la conservation préliminaire de la santé actuelle, & la préservation, non pas de tel mal en particulier, mais généralement de toute altération des fonctions du corps.

La Prophylactique ne peut avoir d'autre objet, ni d'autre fin que l'Hygiene à laquelle elle se rapporte.

C'eſt pourquoi la totalité morale des Médecins eſt convenue de ſoumettre la *Prophylactique* ou la partie préſervative, à l'*Hygiene* ou à la Médecine conſervative, en lui donnant le même objet & la même fin principale : car c'eſt un principe reconnu dans les Arts, que tout ce qui s'y rapporte doit avoir le même objet & la même fin, comme auſſi tout ce qui combat l'un & l'autre ne ſçauroit leur appartenir.

Raiſons que l'on a eues de réduire toute la Médecine pratique à deux objets & deux fins principales.

Mais a-t-on eu raiſon de réduire toute la Médecine-pratique à deux parties Chefs, & de ne reconnoître dans chacune qu'un objet, & une fin principale, auſquels cet Art dût ſe rapporter ? C'eſt ce qu'il s'agit d'examiner.

L'idée que l'on a eue de tout tems de la Médecine eſt celle d'un Art néceſſaire, & non ſimplement utile.

Il paroît (tant par les diviſions principales, que nous voyons établies dans la Médecine, & qui remontent juſqu'aux temps les plus reculés, que par les pratiques particulieres qui ont été bannies de l'Art, ou plutôt qui n'y ont jamais été admiſes); que l'idée que l'on a eue, de tout temps, de cet Art ſalutaire, n'a pas été celle d'une choſe ſimplement utile au genre humain; mais d'une ſcience toute fondée ſur la néceſſité la plus étroite & la plus urgente. Effectivement les deux parties principales auſquelles on s'eſt accordé de rapporter toute la Médecine, ſont marquées bien évidemment au coin de la néceſſité.

On ſçait que la néceſſité eſt un danger ſi grand & ſi preſſant, qu'il ôte à la plûpart des hommes qui y ſont expoſés, la liberté de reſter dans l'état où ils ſe trouvent, & les force à en ſortir pour embraſſer les moyens, quoique douteux, d'éviter le mal qui les preſſe *.

* *Voyez* p. 3. de ce Mémoire.

Telle eſt auſſi la nature du danger auquel ſont expoſés les hommes qui, tant en ſanté qu'en maladie, mépriſent les regles de la Médecine, & y contreviennent notablement dans leur conduite.

La ſanté la plus parfaite de l'homme, tel qu'il eſt aujourd'hui, eſt ſi fragile, que s'il n'obſervoit des régles par rapport à l'uſage des ſix choſes *naturelles externes*, il ſeroit perpétuellement dans le danger imminent de perdre ſa ſanté, & de la voir notablement altérée.

Premiere raiſon qui a obligé tous les hommes, dès l'origine, à obſerver quelques régles dans l'ordre de la conſervation de leur ſanté actuelle ; ç'a été auſſi le motif & le fondement de l'établiſſement de la premiere partie de la Médecine que l'on appelle *Hygiene*, ou Médecine conſervative de la ſanté.

L'altération actuelle des fonctions propres à l'homme eſt une ſeconde raiſon, qui a forcé la plûpart des hommes à recourir à l'uſage des remedes pharmaceutiques & chirurgicaux, pour le rétabliſſement de leur ſanté. Autre cas de néceſſité, qui a donné lieu à l'établiſſement de la *Thérapeutique*, ſeconde partie de la Médecine-pratique.

Cependant il reſtoit encore un grand nombre de conſidérations relatives à la force, à l'agrément, ou à d'autres avantages de la vie, qui ne pouvoient ſe rapporter aux deux principales parties de la Médecine. En voici quelques exemples, connus dès la plus haute antiquité. — *Plusieurs pratiques rélatives à différens avantages du corps humain, & qu'on ne peut rapporter aux deux principales parties de la Médecine.*

Premier exemple. Un homme veut n'avoir que des enfans robuſtes, & il ſçait que les plonger, dès leur naiſſance, dans l'eau preſque gelée d'un fleuve, eſt un moyen ſûr, tant pour éprouver la bonne conſtitution d'un enfant, que pour l'augmenter, & la fortifier, s'il y réſiſte ; quoiqu'il y ait du danger pour l'enfant qui ſe trouvera d'une conſtitution délicate. Ce cas n'eſt pas une ſuppoſition ſans fondement. Ç'a été la pratique de pluſieurs peuples, comme des anciens Latins, des Germains, des Celtes *. — ** Pag. 28, à la Note.*

Second exemple. Une femme conſidérant que la mammelle droite l'empêche de manier les armes avec autant de facilité & de force que les hommes, ſe propoſe, à l'exemple des femmes Sauromates & des Amazônes, de brûler à ſes filles, encore en bas âge, cette mammelle, tant pour les délivrer d'une partie embarraſſante, que pour attirer plus de force dans le bras du même côté.

Troiſieme exemple. Un enfant a la voix charmante, & l'on craint que la virilité ne la lui faſſe changer. On propoſe la Caſtration comme un moyen capable d'empêcher ce changement.

Il n'eſt pas une de ces pratiques que l'on puiſſe rapporter, avec la moindre vraiſemblance, à l'une des deux parties principales de la Médecine, dont elles différent, tant par l'objet que par la fin. L'objet formel de l'*Hygiene*, eſt la ſanté à conſerver ; ſa fin, eſt la conſervation même de la ſanté actuelle. L'objet formel de la *Therapeutique*, eſt la ſanté à rétablir, ou la *Sanabilité*, & ſa fin propre, eſt le rétabliſſement de la ſanté : au lieu que l'objet formel des pratiques en queſtion, eſt la ſanté préſente en tant qu'elle peut être changée en différentes manieres par des voies violentes, ou, ce qui eſt la même choſe, la *Mutabilité*, ou la *Transformabilité* de l'état naturel de l'homme ; & la fin propre & directe de ces mêmes pratiques, eſt le changement effectif d'un état de ſanté réelle en un autre état de ſanté, où l'on conçoit quelque addition d'avantages.

Si le motif (1) qui a donné lieu à l'établiſſement de la Médecine, eſt la ſimple utilité, on ne voit pas pourquoi les pratiques violentes qui tirent l'homme de ſon état naturel, n'auroient point été admiſes en Médecine, puiſqu'elles ſont capables de procurer à l'homme différens avantages dans l'ordre de la ſociété, & même dans celui de la ſanté.

Si ces mêmes pratiques ont été admiſes dans l'Art, on voit encore moins, pourquoi on a refuſé d'établir en Médecine une troiſième partie principale, à laquelle on auroit rapporté des opérations, qui par leur objet & par leur fin différent autant de *l'Hygiéne* que de la *Thérapeutique*.

Or, c'eſt un fait conſtant, que l'on n'a jamais regardé comme des opérations appartenantes à la Médecine, ces pratiques barbares dont nous venons de parler. Nul Médecin, que je ſache, ne les a conſeillées ; au moins il eſt bien

(1) Je ſuis bien éloigné de penſer que la Médecine ſoit un art d'inſtitution humaine ; mais comme l'Auteur de la Nature, dans les préſens qu'il fait aux hommes, a coutume de cacher ſon opération ſous le voile des cauſes ſecondes ; je me contente de repréſenter ici la maniere en laquelle la Médecine a pu ſe produire, au commencement, parmi les hommes.

certain que, si quelqu'un l'a fait, ce n'a pas été de l'aveu & avec l'approbation du Corps des Médecins.

C'est un fait qui n'est pas moins constant, & est même une suite du précédent, que nul ne s'est avisé, jusqu'à présent, de donner à la Médecine une troisiéme partie principale qui différât de l'*Hygiéne* & de la *Thérapeutique* par l'objet & par la fin.

Donc l'idée, que l'on a eue jusqu'à présent de la Médecine, n'est pas celle d'un Art destiné à procurer à l'homme toute espèce d'avantages dans l'ordre de la santé ou même de la société ; mais il paroît que l'on a été convaincu que cet Art étoit fondé tout entier sur la nécessité ; & que, si tout ce qui lui appartient n'étoit pas également nécessaire on ne devoit y rien admettre qui n'eût un rapport plus o moins direct à ce qui porte évidemment ce caractère ; au moins il n'est aucune pratique, de celles qui ont été admises comme faisant partie de la Médecine, qui combatte ou altère ce qu'il y a d'essentiel dans l'Art.

On voit maintenant la raison pour laquelle on n'a jamais admis en Médecine ces pratiques violentes qui tirent l'homme de son état naturel. Elles ne pouvoient se rapporter à aucune des deux principales parties de la Médecine, en ce qui regarde l'objet & la fin ; & de plus elles n'avoient aucun caractère de nécessité qui dût obliger à établir en Médecine une troisième partie principale à laquelle il fût possible de les rapporter. Effectivement ces pratiques violentes ne paroissoient aucunement nécessaires, ni en elles-mêmes, ni relativement aux circonstances dans lesquelles on les plaçoit. Les hommes, femmes, ou enfans que l'on y vouloit soumettre, se portoient bien, & n'avoient en eux aucune cause de maladie prête à se développer. On ne les employoit point non plus, pour procurer aux hommes quelqu'avantage essentiel à leur nature ; puisqu'on sçait bien qu'il n'est pas nécessaire à un homme d'avoir la dureté du fer, ou la constitution d'un athlete ; ni à une femme de manier les armes avec autant de facilité & de force qu'un soldat ; ni à un enfant d'avoir une belle voix : tous ces avantages ne font pas tellement effentiels à la nature humaine, qu'ils obligent la plûpart des hommes, ni même un feul, à fortir de fon état naturel pour fe les procurer.

Il n'eft donc pas étonnant que, quelque connoiffance que l'on ait eue, dès les premiers tems, de ces pratiques violentes, on ait refufé de les admettre dans l'Art falutaire de la Médecine. Elles n'étoient point marquées au coin de la néceffité, que l'on a toujours regardée comme le caractère effentiel des parties principales & conftitutives de la Médecine-Pratique; & de plus, elles ne pouvoient fe rapporter à aucunes des parties qui euffent ce caractère.

Refte à examiner, fi les Anciens ne fe font point trompés fur l'idée qu'ils ont eue de la Médecine, comme d'un Art néceffaire, où l'utile dût être fubordonné à la néceffité, au lieu de la regarder comme un Art tout fondé fur l'utilité qui en fut la règle comme la bafe.

Si la Médecine étoit un Art d'inftitution humaine, ou même d'inftitution divine, mais poftérieure à la vie des premiers hommes, comme font plufieurs Loix pofitives divines, on pourroit, avec quelque raifon, foupçonner que la Médecine n'auroit été établie que pour procurer à l'homme certains avantages non néceffaires à fa nature : mais il n'en eft pas ainfi. La Médecine eft un don du Créateur, étroitement lié, non à la Nature originelle de l'homme, mais à la conftitution d'infirmité dans laquelle nous fommes tous nés. C'eft la Loi même de la confervation de l'homme dans fon état naturel qui fait le fondement de notre Art. Ses règles ne font donc point arbitraires, & fujettes au changement, comme celles des Arts qui n'ont pour but que de plaire aux yeux & aux oreilles; au lieu que les régles de la Médecine ont un rapport effentiel à l'état naturel de l'homme, foit pour l'y conferver, foit pour l'y ramener.

L'état naturel de l'homme eft, comme nous l'avons dit dans la première partie de ce Mémoire, le libre & conftant

exercice

exercice des fonctions qui lui sont propres ; accompagné d'une grande susceptibilité des maladies , & de la tendance à une mort nécessaire par le progrès de l'âge.

Un homme qui est dans cet état , a ce qui convient à sa Nature (1) ; & la Médecine lui a été donnée pour lui apprendre la maniere de s'y conserver , parce qu'il y a pour lui obligation de le faire. Quiconque n'est pas dans cet état, doit recourir à la Médecine pour rentrer dans son état naturel ; seconde obligation qui est une suite de la premiere. Cette double obligation est la meilleure preuve que l'on puisse donner de la nécessité de l'*Hygiéne* & de la *Thérapeutique*, auxquelles se rapporte toute la Médecine-pratique.

Mais de plus la Médecine , considerée en elle-même , ne nous donne point l'idée d'un Art simplement utile : tout y annonce la nécessité qui en constitue l'essence. En effet , ce qu'il y a de plus frappant (2) & de plus considérable dans les biens que la Médecine peut procurer aux hommes, n'est pas l'acquisition de différents avantages non nécessaires à leur Nature , ni la préservation de maux éloignés & incertains , mais bien la conservation de leur santé actuelle, & le rétablissement de leur santé perdue : or ces deux choses renferment en elles-mêmes tout ce que la vraie Médecine peut procurer au genre humain , de nécessaire , ou même d'utile, sans violer les loix de la Nature. Donc c'est en ces choses que consiste l'essence de la Médecine ; & , comme elles sont toutes deux de la plus étroite nécessité , l'Art qui est fondé sur elles, doit être regardé comme établi sur la nécessité seule.

---

(1) Je sçais bien qu'outre cette faculté d'exercer avec liberté & quelque constance les fonctions qui nous sont propres, l'homme est encore susceptible de différens avantages , de beauté, d'agrément , de force , ou d'une plus longue vie ; mais comme tous ces avantages peuvent manquer, ou se trouver réunis , sans rien ôter , ni ajouter à la Nature de l'homme, ils ne peuvent passer que pour des utilités accidentelles , dont la recherche & l'acquisition doivent être par conséquent subordonnées à l'observation des Loix primitives & essentielles.

(2) On sçait que l'essence de quelque chose que ce soit doit se prendre de ce que l'on y conçoit d'abord de plus frappant, de plus considérable , & tel que l'on en puisse déduire toutes les autres propriétés qui peuvent appartenir à la chose.

G

Troifieme preuve tirée de la néeeffité de fixer un terme aux opérations de la Médecine.

Enfin, une troifième raifon qui doit faire regarder la néceffité comme la bafe & la fin de toutes les opérations de la Médecine, c'eft l'obligation d'affigner à cet Art un point de perfection fixe, où il puiffe & doive même s'arrêter, comme au terme de fes opérations; car tout le monde eft en état de fentir l'inconvénient qu'il y auroit à livrer tous les hommes, fans exception, aux entreprifes téméraires d'une Médecine inquiete, qui ne reconnoiffant aucune loi ni aucun frein, croiroit être en droit de foumettre à fes opérations violentes les perfonnes de la plus parfaite fanté.

Si on prend, pour terme des opérations de la Médecine, l'état de fanté; je conçois que la Médecine a un point fixe de perfection, où elle peut fe repofer comme dans la fin de fes travaux; mais fi on étend la Médecine à l'acquifition de tous les avantages de beauté, d'agilité, de force & de durée dont l'homme eft fufceptible; fi on l'étend à la préfervation de tous les maux qui peuvent affliger le genre humain, quelque éloignés & incertains qu'ils foient, fans aucun égard à cette loi autant Naturelle que Médicale, qui oblige chacun de conferver, fans altération, la fanté dont il jouit, voilà tout le genre humain réduit à fe confiner dans les Hôpitaux, fans en jamais fortir de leur vie; puifqu'il n'eft pas un feul inftant, où l'on ne puiffe nous propofer quelque opération violente, fous le fpécieux prétexte de l'acquifition de quelqu'avantage, ou de la préfervation de quelques maux poffibles.

En voilà plus qu'il n'en faut, pour prouver que l'idée que l'on a eue jufqu'à préfent de la Médecine comme d'un Art néceffaire, eft jufte; & qu'ainfi on a été bien fondé à ne reconnoître que deux objets formels, & deux fins qui conftituent les deux principales parties de la Médecine-pratique auxquelles tout le refte doit fe rapporter.

Seconde Loi fondamentale de Médecine;

D'où fuit cette feconde loi fondamentale de notre Art; *que tout objet & toute fin qui n'eft pas renfermée dans les deux objets & dans les deux fins principales de la Médecine, qui ne s'y rapporte en aucune façon, ou même qui*

les combat & les détruit, doit être cenſé étranger à la Mé-
decine & ne lui point appartenir.

Telles ſont les loix conſtitutives de notre profeſſion, qui ſont elles-mêmes fondées ſur les qualités premières & eſſentielles de l'Art, & non ſur l'opinion ou les préjugés de quelques Médecins de réputation. Ces qualités premières, une fois connues, auſſi bien que les Loix qui en dérivent, il n'eſt plus permis d'y faire aucun changement. Il n'eſt pas libre d'étendre les droits de la Médecine aux dépens de ceux de la Nature, contre la première Loi fondamentale, qui aſſujettit l'Art à celle qu'il doit reconnoître pour ſa Maî-treſſe. Il n'eſt pas plus permis, en vertu de la ſeconde loi, d'introduire dans l'Art des nouveautés qui en ruinent l'objet & la fin principale.

C'eſt néanmoins ce qui arriveroit, ſi on introduiſoit dans la Médecine la pratique des maladies artificielles par rapport à des hommes en pleine ſanté, comme nous le voyons au ſujet de l'Inoculation.

Et d'abord je ſoutiens, que la pratique des maladies artificielles contrevient à la premiere Loi fondamentale qui aſſujettit l'art à la Nature. Cette pratique tire la Médecine de ſa condition de Miniſtre, par rapport au corps humain que l'Auteur de la Nature a confié à ſes ſoins, & elle l'érige en Maîtreſſe d'un bien dont la Médecine n'a que le dépôt ou l'adminiſtration.

La pratique des maladies artificielles contrevient à la premiere Loi fondamentale de la Médecine.

Effectivement le droit du Maître eſt de produire dans ſon bien le changement qu'il croit relatif à ſes vues particulières. Le Miniſtre, ou le Serviteur n'a aucun pouvoir ſur ce bien, que pour concourir à ſa conſervation ou à ſon changement, en la manière qui lui eſt preſcrite, & ſelon les ſignes que le Maître lui donne de ſa volonté.

Or, quand un homme ſe porte bien, la Nature ne lui donne aucun autre ſigne de volonté, que celui qui requiert l'entretien de ſa ſanté préſente pour remplir les fonctions de ſon état. L'office d'un Art Miniſtre de la Nature, eſt pour lors, d'indiquer à l'homme, dont il s'agit, l'uſage qu'il doit faire des ſix choſes *naturelles*, dans l'ordre de la confervation du bienfait dont il jouit. S'il paroît dans l'air ou dans les autres corps qui nous environnent, quelque qualité nuifible à la fanté, c'eft un avertiffement de la Nature qui engage le Médecin, & même tout homme à agir fur cette caufe deftructive.

Il n'eft perfonne qui ne fente que ces deux opérations de la Médecine ne paffent pas les bornes d'un concours, tel qu'il convient à fa qualité de Miniftre, puifqu'elle ne fait réellement que conferver ce qu'elle a reçû, & qu'elle ne fe porte à agir, que felon les fignes que la Nature lui donne.

Mais quel eft le Médecin qui puiffe fe perfuader, qu'en introduifant dans les veines d'un homme en parfaite fanté, les qualités malignes d'un levain morbifique, il ne fait que les fonctions de Miniftre de la Nature, & qu'il écoute fa voix? La voix de la Nature eft la même chofe que fon opération. Si elle n'a pas encore commencé à agir fur le corps humain, en altérant ou ébranlant fes fonctions, elle n'a pas encore parlé, pour requérir les fecours violens de la Médecine, qu'elle admet dans le cas de danger préfent.

Et certes, bien loin que la Nature demande l'introduction des levains morbifiques dans le corps d'un homme fain, qu'elle crie, à tout homme qui eft capable de l'entendre, de les fuir autant que la pefte, & d'employer toutes les voies imaginables pour les détruire par-tout où ils fe pourront rencontrer.

Ce n'eft donc pas la voix de la Nature que les partifans de l'Inoculation ont entendue; & c'eft fans aucun fondement qu'ils fe flattent de la favorifer par une opération à laquelle elle n'a donné fon approbation par aucun figne, & qu'elle défavoue hautement par l'horreur qu'elle nous en donne, bien loin de l'avoir commencée elle-même.

Une telle conduite ne peut paffer que pour une ufurpation des droits d'une Maîtreffe que l'on fe fait gloire de reconnoître de bouche, tandis que l'on en fecoue le joug par fes actions. C'eft la prétention d'un Serviteur qui fe croit en droit de contraindre fon Maître à faire tout ce qu'il aura jugé lui être utile. Ces beaux prétextes de fervice ne font illufion à perfonne, & n'empêchent point qu'on ne condamne comme déraifonnable la conduite de ce Serviteur, qui feint d'ignorer que tout fon office fe réduit à être attentif aux fignes que fon Maître lui donne de fa volonté pour l'aider de fes fervices.

Pourquoi donc la prétention de ceux qui veulent introduire dans la Médecine la pratique des maladies artificielles, paroîtra-t-elle moins déraifonnable ; puifque, dans l'une comme dans l'autre, il y a un défaveu de celui qui eft reconnu pour Maître ?

Cependant on a de la peine à concevoir, comment un Maître peut condamner dans fon Serviteur l'action dont il lui donne l'exemple, & comment auffi il peut requérir fes fervices pour le rétabliffement d'une chofe qu'il altère fouvent de propos délibéré.

Comment concevoir qu'un Maître puiffe condamner dans fon Serviteur la même action dont il femble lui donner l'exemple.

Cette efpèce de contradiction dans la conduite du Maître, difparoîtra bientôt, quand on viendra à confidérer, qu'il n'eft point de Maître fenfé qui, dans l'adminiftration de fon bien, ne fe conduife par le mouvement de deux volontés fort différentes.

L'une eft la volonté générale du bien dans un certain ordre commun, qui fait le fond de l'adminiftration de la maifon du Maître. Cette première volonté doit être connue de tous les Domeftiques de cette maifon, parce que c'eft fur elle qu'ils font obligés de régler leurs actions & leur conduite, à moins que le Maître n'en ordonne autrement.

L'autre, eft une volonté fpéciale qui eft propre au Maître, & par laquelle il dérange fouvent, par des vues & des deffeins dont il n'eft comptable à aucun de fes Serviteurs, ce qui eft de l'ordre commun & général, fans qu'il veuille, pour cela, difpenfer fes Serviteurs de tendre, par leurs actions, à ramener tout à l'ordre commun, duquel feul ils font chargés. Il en eft de même de l'Auteur de la Nature dans le gouvernement de l'homme, par rapport à fa fanté.

Il y a en Dieu, au regard des hommes, deux deſſeins: l'un eſt une vue, ou une intention générale de ſanté à l'égard de tout le genre humain, avec la préparation des moyens relatifs à la conſervation de ce bienfait, & à l'expulſion de tout ce qui y eſt nuiſible. Cette première volonté eſt la règle de tout homme qui n'a pas d'ordre ſpécial pour ſe conduire autrement: l'autre deſſein eſt une diſpoſition particulière & accidentelle à notre Nature, par laquelle le Souverain Maître nous a ſoumis à une multitude de maladies dont il s'eſt réſervé la première détermination, en en couvrant le principe ſous le voile d'une multitude de cauſes ſecondes qui lui ſervent d'inſtrumens dans l'exécution de ſes volontés particulières.

Mais celles-ci n'anéantiſſent point le deſſein premier & général de Dieu qui oblige tous les hommes, de veiller à la conſervation de leur ſanté, & de fuir tout ce qui eſt capable de l'altérer. C'eſt auſſi la loi générale d'un Art qui a été établi pour l'expulſion des maladies, comme pour la conſervation de la ſanté préſente.

Quant au droit de donner des maladies en pleine ſanté, la ſaine Médecine ne ſauroit ſe l'arroger, comme appartenant à celui ſeul qui, en qualité de Maître ſouverain, peut contrevenir à l'ordre général par des volontés & des diſpoſitions particulieres.

Comme donc il eſt conſtant que la pratique des maladies artificielles, &, en particulier, de l'Inoculation, contrevient à l'ordre commun de la conſervation de la ſanté, auquel la Médecine doit être aſſujettie, il s'enſuit que ces pratiques ſecouent le joug de la Nature, en renverſant la premiere loi fondamentale de l'Art.

Ce n'eſt pas ſeulement l'état ou la condition de notre Art, que la pratique des maladies artificielles, eſt convaincue de détruire; elle en change de plus les parties eſſentielles & conſtitutives, je veux dire, l'objet & la fin principale.

Et d'abord, à quelque partie de la Médecine que l'on veuille rapporter l'Inoculation, comme auſſi toute pratique violente qui tire l'homme de l'état de santé actuelle , il est évident que cette opération en change l'objet principal. Si on rapporte l'Inoculation à l'*Hygiéne* , cette pratique altère la santé actuelle de l'homme , en tant que conservable en cet état , ou en termes scholastiques , la *Conservabilité* * qui est l'objet propre & formel de cette première partie de la Médecine.

* *Voyez* page 41 de ce Mémoire , lig. 12.

Si on aime mieux rapporter l'Inoculation à la *Thérapeutique* ; cette pratique introduit dans la seconde partie de la Médecine un objet qu'elle n'a jamais reconnu , puisque le seul objet de la *Thérapeutique* est l'homme actuellement ou malade , ou ayant quelque cause intrinséque de maladie prête à se développer.

Donc l'Inoculation ne peut se rapporter , quant à l'objet , ni à l'*Hygiéne* , ni , par conséquent , à la *Prophylactique* qui en fait partie ; ni à la *Thérapeutique* ; puisqu'elle change l'objet principal de l'une comme de l'autre , par l'introduction d'un troisième qui est *l'Altérabilité* ou la *Transformabilité* d'un corps sain.

Cette pratique change de plus les deux fins principales , tant de l'*Hygiéne* que de la *Thérapeutique*. On sçait * , que la fin de l'*Hygiéne* est la conservation de la santé présente , & que la fin de la *Thérapeutique* est le rétablissement de la santé perdue. On ne voit rien de semblable dans la pratique dont il s'agit. Ce n'est point la santé présente (1) que l'Ino-

* *Voyez* page 43 de ce Mémoire , lig. 4.

---

(1). Quelqu'un pourroit dire que la perfection de la constitution du corps appartient à la conservation de la santé, & que c'est cette perfection que la pratique des maladies artificielles, & en particulier l'Inoculation envisage. Mais il faut distinguer entre perfection & perfection. Ce que l'on entend en général par perfection, est un assemblage de toutes les qualités estimables auxquelles nous concevons qu'il ne manque rien. La perfection est absolue ou rélative : la perfection absolue, en chaque substance, est ce degré d'excellence qui ne souffre aucun accroissement. La perfec-

tion rélative est ce point de bonté qui convient à chaque chose dans son état actuel.

Tout le monde conviendra facilement qu'on ne doit pas prétendre, en ce qui regarde le corps, à une perfection absolue, dont la recherche seroit aussi téméraire qu'infructueuse. Quant à la perfection rélative du corps de l'homme, tout dépend de sçavoir en quoi elle consiste.

Il est évident qu'un homme qui jouit actuellement, avec facilité & quelque constance, du libre exercice de ses fonctions, sans porter au-dedans aucune culateur fe propofe de conferver, puifque peu content de cet état, il a recours à une maladie, pour procurer à l'Inoculé un état différent du premier, & qui puiffe lui donner, contre les dangers d'une maladie incertaine & éloignée, plus d'affurance que la nature n'a voulu nous en donner dans l'état ordinaire.

Ce n'eft point non plus le rétabliffement de la fanté perdue que l'Inoculateur fe propofe; puifque le fujet fur lequel il s'exerce eft en pleine fanté.

Mais la véritable fin de la pratique tant vantée, eft un Echange ou un Troc de fanté, au prix d'une maladie de choix.

Voilà donc une troifième fin (que la pratique des maladies artificielles eft convaincue d'introduire dans l'Art), laquelle ne peut fe rapporter en aucune façon, ni à l'une, ni à l'autre fin des deux parties principales de la Médecine, mais combat directement l'une & l'autre.

Cette même pratique change auffi l'objet premier & direct de l'*Hygiéne* & de la *Thérapeutique* ; par conféquent elle renverfe la feconde loi fondamentale de la Médecine, en donnant atteinte aux deux parties conftitutives de l'Art; l'objet & la fin principale. Donc elle lui eft étrangere.

Mais, dira-t-on, il appartient à la Médecine, auffi-bien qu'au droit naturel, d'ufer en pleine fanté de préfervatifs contre les maladies poffibles.

Je réponds qu'il eft bien permis d'ufer de préfervatifs naturels & conformes à l'Art, mais non pas d'employer des moyens de préfervation qui combattent l'Art auffi bien que la Nature. Les préfervatifs naturels & conformes à l'Art, font l'ufage réglé & bien proportionné des fix chofes *naturelles*, comme d'autant de moyens deftinés à la confervation de la fanté, l'emploi de quelques remèdes *Pharma-*

---

caufe prochaine de maladie, eft dans l'état de perfection rélative à ce que la Nature lui demande. Si cet homme peut, fans altérer le fond de fon état naturel, acquérir quelqu'avantage de beauté, de force, ou de durée, c'eft une perfection accidentelle ; mais il ne le peut au préjudice de fon état naturel, qui ne doit pas être facrifié à l'acquifition d'avantages accidentels.

ceutiques

ceutiques qui ne produifent point une altération notable dans les fonctions du corps ; enfin la fuite des lieux infectés de contagion.

Les préfervatifs contre-nature, & qui combattent les loix fondamentales de l'Art, font ceux qui implantent la maladie au milieu de la fanté, comme l'Inoculation ; ceux qui expofent à un danger préfent, comme l'immerfion des enfants nouveaux-nés dans l'eau froide * ; ceux auffi qui altèrent, pour un temps plus ou moins confidérable, les fonctions de l'ame, comme l'Yvreffe.

** Voyez pag. 18 de ce Mémoire, à la Note, premier Exemple.*

On peut mettre au nombre des moyens contraires à la Nature & à l'Art, les pratiques qui révoltent les fens & la raifon, comme la Transfufion ; celles qui retranchent du corps, fans néceffité, une partie importante (1), comme l'amputation d'une mammelle * ; celles qui privent l'homme de quelque faculté ou puiffance, comme la Caftration ; celles enfin qui ajoutent une maladie honteufe à une autre d'une cure difficile, pour guérir l'une & l'autre par le même traitement, comme la reffource étrange & encore plus criminelle de fe procurer la maladie Vénérienne, pour faciliter la guérifon des humeurs froides. Il n'y a point d'utilité qui puiffe autorifer perfonne à employer de tels remèdes que l'Art & la Nature défavouent ; au lieu que tout porte à recourir aux préfervatifs de la première efpèce que la Nature elle-même nous indique & nous fuggère.

** Voyez à la même Page, fecond Exemple.*

On ne fçauroit nier, ajoutera-t-on, que la faignée & la purgation ne foient des moyens violents, & qui, dans l'état de fanté, devroient paffer pour des pratiques auffi contraires à la Nature, qu'à la bonne Médecine : néanmoins l'ufage commun les a admis comme des remèdes de précaution.

Je réponds, qu'un homme, qui a des fignes actuels de plénitude de fang ou d'humeur, a raifon de prévenir les

---

(1) C'eft à ceux qui mettent à prix l'extraction de leurs dents faines, pour en remonter la bouche d'autrui, à examiner, fi l'opération à laquelle ils fe foumettent eft dans l'ordre de la Nature, ou plutôt, fi elle ne répugne pas à tous les fentimens que la Nature nous infpire.

suites fâcheuses de cette plénitude, par la saignée & la purgation. Car, quoique la réplétion de sang ou d'humeur
ne produise encore aucun dérangement des fonctions, ce
dérangement est néanmoins prochain, à raison de la cause
interne qui est toute prête à se développer. C'est ce qu'on
appelle communément des saignées & des purgations de
précaution, qui au fond ne font que des opérations de
Thérapeutique, puisque celui qui y a recours n'est pas dans
une santé parfaite.

Mais quand il y auroit des personnes assez imprudentes
& assez déraisonnables, pour se purger & se faire saigner sans
aucun besoin, & dans l'état de la plus parfaite santé, se-
roit-ce une raison à des personnes sensées, pour s'autoriser
de ces exemples aussi rares que bizarres? Devroit-on en
conclure que, d'user de remèdes violens en pleine santé,
est un droit de la Nature, & une appartenance de l'Art. Il
est bien plus conforme à la raison de prendre pourrègle de
sa conduite la totalité morale des hommes, & de regarder
comme étranger à l'Art ce qui en combat l'objet & la fin
principale.

Il est évident, par toutes les preuves que nous en avons
données ci-dessus, que, si on introduit en Médecine les
opérations violentes par rapport aux personnes saines, &
la pratique des maladies artificielles, il faut en même-
temps renoncer à l'idée que l'on a eue jusqu'ici de cet Art
salutaire; il faut en changer la définition, l'objet, la fin &
les divisions principales; ce qui entraîne nécessairement
avec soi un bouleversement général de la Médecine, avec
la destruction de ses Loix fondamentales.

Quelqu'un repliquera peut-être, que l'inconvénient de
faire tous les changemens, dont nous parlons, n'est pas
si grand; qu'il n'y a rien d'essentiel dans la Médecine, que
l'utilité qu'elle peut procurer au genre humain, relativement à sa santé; que chacun a défini & divisé la Médecine
selon l'étendue des connoissances qu'il a eues; qu'en Médecine, comme dans les autres Arts, on augmente tous les
jours, on réforme & on retranche; qu'ainsi on ne doit point

s'étonner, qu'ayant actuellement un plus grand fond de connoissances que nos Peres, nous réformions les idées qu'ils nous ont laissées de cet Art, à mesure que nous étendons nos découvertes.

A toutes ces objections, j'ai deux choses à répondre : la première, que la Nature, qui sert de base à la Médecine, & dont celle-ci n'est que Ministre, demeurant toujours la même, l'Art, qui en dépend, ne peut rien admettre qui combatte les droits de celle qu'elle reconnoît pour sa Maîtresse & sa Fondatrice : c'est pourquoi, quand je n'aurois rien à ajouter aux différentes raisons par lesquelles j'ai prouvé dans ma première partie, que c'est une pratique directement contraire aux loix de la Nature de se donner une maladie en pleine santé, il demeureroit toujours pour constant, que la même pratique qui a été démontrée contraire à la Nature, n'est pas recevable en Médecine, & lui est absolument étrangère.

La Médecine ne peut changer dans ses principes constitutifs pour deux raisons.

Mais, indépendamment de cette première preuve, la seconde réponse est, qu'il y a des changemens & des innovations que l'on ne sçauroit admettre dans un Art, sans en ruiner la constitution : c'est relativement aux changemens possibles ou impossibles, que l'on est obligé de distinguer en Médecine, comme dans les autres Arts, les principes de nos connoissances, d'avec les conséquences que l'on peut en tirer, & qui ont avec les premiers principes un rapport plus ou moins éloigné.

Quant aux conséquences théoriques ou pratiques que l'on tire des premiers principes, on ne peut douter que tous les Arts, & principalement la Médecine, ne soient susceptibles d'augmentations, comme de retranchemens.

Il n'en est pas de même des principes fondamentaux, qui sont comme les loix constitutives de chaque Art. Les principes ont la même antiquité & la même stabilité que les Arts auxquels ils président ; car comme on ne peut nier que les Arts ne soient des présens de l'Auteur de la nature accordés au genre humain, dès l'origine, partie pour la nécessité, partie pour l'utilité, il faut aussi convenir que l'homme a reçu en même-temps les principes fondamentaux de ces Arts, fur-tout de ceux qui ont une liaifon plus étroite avec notre confervation.

Ces Arts peuvent bien changer de forme extérieure, & comme d'habits ou d'ornemens, par la variété, ou la multiplicité des connoiffances; mais comme ces connoiffances doivent toujours fe rapporter à certaines vues principales, qui renferment l'effence & l'idée totale des Arts, ils demeurent toujours les mêmes pour le fond, parmi toutes ces variétés extérieures & ces changemens apparens. L'application eft facile à faire au fujet préfent.

La Médecine ayant été établie dès le commencement, non pour la fimple utilité du genre humain, mais pour la néceffité de fa confervation, on ne peut pas fuppofer que l'homme n'ait pas reçu d'abord la connoiffance de tous fes principes fondamentaux; autrement il faudroit dire que l'homme a reçu de Dieu la Médecine, & ne l'a pas reçue; puifque les principes fondamentaux d'un Art font de fa nature & de fon effence.

On ne peut pas dire non plus que les premiers hommes ayant, en ce fens, reçu la connoiffance de la Médecine dans toute fon étendue, elle s'eft perdue depuis; car les dons primitifs de l'Auteur de la Nature font permanents: il n'en a laiffé proprement le foin à aucun homme, mais il en a immortalifé la mémoire dans l'efprit de tous, par des caractères auffi ineffaçables que les fentimens naturels.

D'ailleurs, il ne fuffit pas d'avancer d'une manière vague & fans preuve, que la Médecine s'eft perdue en partie, & qu'on peut, à force de travail, la recouvrer toute entière; c'eft une imagination que le Père de la Médecine Dogmatique détruit pleinement dans le Livre qu'il a intitulé de l'ANCIENNE MÉDECINE. Hippocrate nous y affure : *Que toute la Médecine eft établie depuis long-tems; que l'on a trouvé le principe & la voie pour découvrir, comme on a déjà fait, plufieurs excellentes chofes qui ferviront encore à en découvrir beaucoup d'autres, pourvû que celui qui les cherchera foit propre à cette œuvre, & qu'ayant connoif-*

*sance de ce qu'on a déjà trouvé, il suive la même piste :
Celui, ajoute-t-il, qui rejette tout ce qui a été fait avant
lui, & prenant une autre route dans sa recherche, se vante
d'avoir trouvé quelque chose de nouveau, se trompe lui-
même, & trompe les autres avec luï. Art. 3.*

Dans ce paſſage, Hippocrate diſtingue nettement les principes fondamentaux de l'Art, d'avec les conſéquences que l'on en peut tirer ; & il décide formellement que, quoique l'on puiſſe trouver tous les jours de nouvelles choſes, en ſuivant les principes déjà établis, on ne peut néanmoins, ſans ſe tromper & tromper les autres, établir de nouveaux principes, ni trouver quelque choſe qui ne ſe rapporte pas aux Anciens.

Le témoignage d'Hippocrate eſt certainement de grand poids en Médecine ; mais, quand même nous ne l'aurions pas, les deux premières raiſons, que nous avons oppoſées aux dernières objeƈtions, ſuffiſent pour établir d'une manière inconteſtable ce point important, que la Médecine ne peut varier, ni augmenter, ni diminuer dans ſes principes conſtitutifs.

CONCLUSION.

Rien n'empêche préſentement de conclure, que la pratique des maladies artificielles, &, en particulier, celle de l'Inoculation, qui a été convaincue de changer l'objet, la fin, & la condition de la Médecine, dont elle renverſe les deux loix fondamentales, n'appartient point à cet Art.

Nous avons prouvé d'ailleurs que la même pratique, qui tire l'homme de ſon état naturel, ſans aucune néceſſité, contrevient à la Loi naturelle qui nous oblige à la conſer-vation de notre ſanté aƈtuelle.

Donc cette pratique n'eſt pas moins contraire à la Nature, qu'étrangère à la Médecine.

Mais, de plus, la pratique de l'Inoculation, ſoit qu'on la conſidère en elle-même, ſoit qu'on la compare avec le traitement de la petite Vérole naturelle, en ce qui regarde les avantages ou inconvénients phyſiques, n'eſt bonne, ni pour les particuliers, ni pour l'État.

Conſidérée en elle-même, elle expoſé l'Inoculé à quantité d'accidens fâcheux, dont la mort eſt le plus funeſte ; elle porte la contagion dans les Royaumes ; elle y ſuſcite des Épidémies meurtrières, & perpétue la maladie dans les ſiècles à venir.

Cette même pratique, comparée avec le traitement de la petite Vérole naturelle, lui eſt de beaucoup inférieure pour les avantages que l'État pourroit en tirer, comme nous l'avons fait voir dans la première partie de ce Mémoire.

Enfin, le bien qu'on lui attribue n'eſt qu'apparent, tandis que le mal qu'elle produit, eſt très-réel & très-grand.

Donc l'Inoculation n'eſt recevable ni pour le fait, ni pour le droit.

F I N.